中医速记手册丛书

中医诊断速记手册

黄　泳　　曲姗姗　主编

SPM 南方出版传媒

广东科技出版社 | 全国优秀出版社

·广　州·

图书在版编目（CIP）数据

中医诊断速记手册/黄泳，曲姗姗主编. —广州：广东科技出版社，2016.3（2024.10重印）
（中医速记手册丛书）
ISBN 978-7-5359-6487-8

Ⅰ. ①中… Ⅱ. ①黄…②曲… Ⅲ. ①中医诊断学—手册 Ⅳ. ①R241-62

中国版本图书馆CIP数据核字（2016）第040395号

中医诊断速记手册
Zhongyi Zhenduan Suji Shouce

责任编辑：	黄　铸　严　旻
封面设计：	林少娟
责任校对：	谭　曦
责任印制：	彭海波
出版发行：	广东科技出版社
	（广州市环市东路水荫路11号　邮政编码：510075）
销售热线：	020-37607413
	https://www.gdstp.com.cn
E-mail：	gdkjbw@nfcb.com.cn
经　　销：	广东新华发行集团股份有限公司
印　　刷：	佛山市浩文彩色印刷有限公司
	（南海区狮山科技工业园A区　邮政编码：528225）
规　　格：	889mm×1 194mm　1/64　印张3.5　字数70千
版　　次：	2016年3月第1版
	2024年10月第5次印刷
定　　价：	10.00元

如发现因印装质量问题影响阅读，请与承印厂联系调换。

《中医诊断速记手册》
编写人员

主　编：黄　泳　　曲姗姗

编　者：陈俊琦　　黄　泳　　黄焕琳

　　　　李妙铿　　曲姗姗　　王艳杰

　　　　张继革　　张嘉玲　　郑　禹

　　　　钟　正

前　言

　　中医诊断学是中医学领域重要的基础组成部分，是论述中医诊断疾病、辨别证候的理论、方法和技能的一门课程，是连接基础医学与临床医学的桥梁学科。为了满足广大中医爱好者自学，以及中医药专业学习者学习、备考的需要，本书专门介绍了中医诊断学诊法和辨证的临床技能，编写参照了人民卫生出版社出版的《中医诊断学》（第2版）以及人民军医出版社出版的《中医诊断学纲要》相关内容。

　　本书包括诊法和辨证两大部分，对相关知识进行归纳总结。诊法部分详细介绍了中医"望、闻、问、切"四诊所需的各种基本技能，在辨证部分系统地介绍了八纲辨证、病因辨证、气血津液辨证、脏腑辨证、六经辨证和卫气营血辨证等各种辨证方法及其临床应用。全书的编写，一方面突出权威性、系统性，另一方面又注重实用性、条理性。辨证部分每一证型后附辨证要点，须重点记忆。

　　中医诊断学渊源古远、内容丰富、使用灵活，衷心希望本书对广大读者学习中医诊断学知识有所帮助。本书编者来自南方医科大学中医药学院、南方医科大学第三附属医院、陕西省渭南职业技术学院。由于作者水平有限，编写时间仓促，不足和疏漏之处在所难免，敬请广大读者朋友批评指正。

编者

2015年12月

目　　录

第1章 绪 论

中医诊断学是论述中医诊断疾病、辨别证候的理论、方法和技能的一门课程。它是连接基础医学与临床医学的桥梁学科，是中医学领域的重要组成部分。

诊，即诊察了解；断，即分析判断。诊断即对人体健康状态和病证所提出的概括性判断。正确的诊断来源于周密的四诊诊察和精确的辨证分析，是正确防治疾病的前提。

第1节 中医诊断学发展简史

中医诊断学，是历代医家临床诊病经验的积累。中医诊断学的理论和方法最早的记载为《周礼·天官》："五气、五声、无色，视其死生。"

公元前五世纪，著名医家扁鹊最早运用四诊"切脉、望色、听声、写形"为人诊病。

中医诊断理论的创立和发展情况见表1-1。

表1-1 中医诊断学理论的创立和发展

朝代	医家	意义
春秋战国		《黄帝内经》：为诊断方法和辨证学的建立奠定基础； 《难经》：注重四诊，尤其重视脉诊，提出寸口诊法

续表

朝代	医家	意义
西汉	淳于意	首创"诊籍",为病案的建立奠定基础
东汉	张仲景	将病、脉、证、治结合,开创辨证论治的先河;《伤寒杂病论》:六经辨伤寒,脏腑辨杂病
	华佗	《中藏经》:论证、论脉、论治疗和预后
西晋	王叔和	《脉经》:脉学第一部专著
隋代	巢元方	《诸病源候论》:第一部论述病源与病候诊断的专著
南宋	施发	《察病指南》:诊法专著,最早绘有脉图33幅
	催紫虚	《崔氏脉诀》:以浮沉迟数为纲,分类论述二十四脉
	陈言	《三因极一病证方论》论述了内、外、不内外三因辨证
	刘昉	《幼幼新书》:论述望小儿指纹
元代	滑伯仁	《诊家枢要》:诊法专著
	敖氏	《点点金》《金镜录》:舌诊专著
	危亦林	《世医得效方》:危重病的十怪脉

续表

朝代	医家	意　义
明代	李时珍	《濒湖脉学》：27种脉体、主病及同类脉鉴别
	张景岳	《景岳全书》："脉神章""十问歌""二纲六变"
清代	张登	《伤寒舌鉴》：120图
	梁玉瑜	《舌鉴辨证》：149图
	吴谦	《医宗金鉴·四诊心法》：四诊的综合研究

第2节　中医诊断学的原理及其原则

一、诊断学原理

　　中医诊断的基本原理建立在整体观念之上，主要包括司外揣内、见微知著、以常达变。

　　"司外揣内"出自（《灵枢·外揣》），即通过观察外表的病理现象推测内脏的变化，认识内脏的病理本质，来解释外在的症候。类似于现代"黑箱"理论。

　　"见微知著"出自《医学心悟·医中百问歌》，即通过观察机体微小的变化，来测知整体的情况。例如面部色诊、脉诊、耳诊、舌诊、目诊等。

　　"以常达变"是在认识正常机体的基础上，通过观察比较，发现太过和不及的变化，从而认识疾病本质。

二、诊断学原则

对于疾病诊断的过程，是一个认识的过程，对疾病有所认识，才能对疾病进行防治。要正确地认识疾病，必须遵循三大原则。

1. 整体审察

整体观念是中医学的基本特点。人体是一个有机的整体，内在脏腑与外在体表、四肢、五官是统一的；人体一旦发生病变，局部病变可以影响全身，全身病变也可反映于某一局部；外部有病可以内传入里，内脏有病也可以反映于外。同时，整个机体与外界环境也是统一的，疾病的发展也与气候及外在环境密切相关。因此，诊察疾病时，要注意人体内环境的统一；分析疾病时要注意人体与外环境的统一。

2. 四诊合参

《医门法律》说："望闻问切，医之不可缺一。"诊断疾病要对患者做全面详细的检查和了解，必须做到四诊并重，诸法参用，综合收集病情资料。四诊是从不同角度来检查病情和收集临床资料的，各有其独特的意义，不能相互取代。此外，疾病是复杂多变的，证候的表现有真有假，脉症不一，故有"舍脉从症"和"舍症从脉"的诊法理论。只有四诊完整，全面详细地分析病情资料，才能得出正确的诊断。

3. 病证结合

中医诊断，是通过四诊合参，在确诊疾病的基础上进行辨证，包括辨病和辨证两个方面。辨病是从全程、特征性上认识疾病的基本矛盾；辨证是认识当前阶段证候的病位与性质，是主要矛盾。这里，要弄清病、证、症三者的概念与关系：

症：即症状，是疾病过程中的与正常生理范围不同的异常现象。

证：即证候，则是对病变发展某一阶段患者所表现出一系列症状进行分析、归纳、综合，所得出的有关病因、病性、病位等各方面情况的综合概括。

病：即病名，是对病症的表现特点与病情变化规律的概括。

一个病可以有几种不同的证候；而一个证候亦可见于多种病。

中医强调辨证论治，并非不要辨病，应该把辨病和辨证结合起来，既重视疾病的基本矛盾，又能够抓住当前的主要矛盾，有利于做出更确切的判断。

第3节 中医诊断学的主要内容

《中医诊断学》的主要内容，包括诊法、辨证、诊病和病案等。

诊法：也叫四诊，即望、闻、问、切四种诊察疾病的基本方法。望诊，是有目的地观察患者神、色、形、态、舌象及排出物等，发现异常、了解病况。闻诊，是通过听声音、嗅气味以辨别病情。问诊，是通过对患者或陪诊者的询问以了解患者的自觉症状及疾病的发生、发展、诊疗情况等。切诊，是通过脉诊和对身体其他部位的触按，以测知机体内外变化的情况。

辨病：又称诊病，是高度概括患者所患疾病全过程的特点和规律，并给以恰当的病名。

辨证：是对所患疾病某一阶段的病因、病性、病位的概括，包括八纲、病因与气血津液、脏腑、六经、卫气营血和三焦辨证。各种辨证既各有其特点和适应范围，又有相互联系，并且都是在"阴阳、表里、寒热、虚实"八纲辨证的基础上加以深化。

病案：古称"诊籍"，又叫医案，是临床有关诊疗情况的书面记录。它要求把患者的详细病情、病史、治疗经过与结果等都如实地记录下来，是临床上分析病案、总结经验及医院管理等科学研究的重要资料。因此，临床各科都应有完整病历、病案记录。

第2章 望　诊

医者运用视觉，察看人体全身和局部的一切可见表现以及舌象、分泌物、排出物等的变化情况，以了解健康或疾病状态，称为望诊。主要包括望神、望气色、望形态、望舌、望小儿指纹、望排出物等。

第1节　望　神

望神就是观察人体生命活动的外在表现，即观察人的精神状态和机能状态。

一、观察的内容

望神应重点观察患者的精神、意识、眼神、面色、表情、语言、形体动作及反应能力等，尤其是眼神的变化。

1. 眼神

"目者，心之使也。"两目系于脑，其活动直接受心神支配，眼神为心神的外在反映。凡两目黑白分明，神采充沛，运动灵活，视物清晰者为有神，提示脏腑精气充足；若两目晦暗呆滞，失去神采，运动不灵，视物模糊，浮光外露，提示脏腑精气衰微。

2. 神情

神情是指人的精神意识状态和面部表情，是心神、脏腑盛衰的外在表现。神志清晰，思维敏捷，反应灵敏、表情自然是为精气充足、心神正常；若精神萎靡或神志惝惚、思维混乱、反应迟钝、表情淡漠为心神已衰、病重之象。

3. 气色

气色是指面部及周身皮肤色泽的荣润或枯槁，是脏腑精气盛衰的重要表现。

4. 体态

体态指形体动态，形体丰满、动作灵活自如则为精充体健；形体瘦削、动作艰难不利则为精亏体弱。

5. 其他

除上述几项，还应观察语言、呼吸、舌象、脉象等。

二、对神气的判断

根据临床表现，按神的旺衰与病情的轻重，可将神划分为得神、少神、失神、假神和神乱。

1. 得神

得神，又称有神，是精充神旺体健的表现；或虽病而正气未伤，是病轻的表现，预后良好。得神的表现是：神志清楚，目光明亮，语言清晰，面色荣润，表情自然，反应灵敏，动作灵活，体态自如，呼吸平稳，肌肉不削。

2. 少神

少神，又称神气不足，是正气不足，精气轻度损伤的表现。常见于病情浅或急性病恢复期，或见于平素体虚而无病的人。少神的表现是：精神不振，健忘困倦，两目乏神，声低懒言，倦怠乏力，动作迟缓等。

3. 失神

失神，又称无神，是精亏神衰的表现。多见于久病、重病的人，预后不良。失神的表现是：精神萎靡，眼神呆滞，面色晦暗，表情淡漠或呆板，言语不清，反应迟钝，动作失灵，形体羸瘦，呼吸气微或喘，或神昏谵语，循衣摸床，撮空理线，或卒倒而目闭口开。

4. 假神

假神是危重患者出现的精神暂时"好转"的假象，提示脏腑精气极度衰弱，阴不敛阳，阳虚无所依附而外越，是阴阳即将离绝的危候，是临终的预兆。即所谓"回光返照""残灯复明"。假神的表现是：久病重病之人，本已失神，但突然精神转佳，目光转亮，言语不休，想见亲人；或病至语声低微断续，忽而语音响亮；或原本面色晦暗，突然颧赤如妆；或本来毫无食欲，忽然索食，且食欲增强。

5. 神乱

神乱，即神志失常或精神错乱，主要表现为焦虑恐惧、狂躁不安、淡漠痴呆、猝然昏倒等，多见于癫、狂、痫、脏躁、热扰心神等患者。其特点是症状反复发作，但缓解时一般不出现症状。神乱的临床表现和意义见表2-1。

表2-1　神乱的临床表现和意义

神乱	临床表现	临床意义
焦虑恐惧	患者时感焦虑不安、恐惧、心悸、气促，不敢独处一室	多属于心胆气虚、心神失养之虚证，多见于久病、焦虑证
狂躁不安	躁狂妄动，登高而歌，弃衣而走，胡言乱语，打人毁物，不辨亲疏，少寐多梦	多属于气郁化火、痰火扰心之阳证，多见于狂病
淡漠痴呆	表情淡漠，神志痴呆，喃喃自语，哭笑无常，悲观失望，面壁而泣	多属于痰浊蒙蔽心神之阴证，多见于癫病、痴呆
神昏谵语	壮热烦躁，四肢抽搐，或猝然神昏，两手握拳，牙关紧闭，角弓反张	多属于热扰神明、邪陷心包或肝风挟痰蒙蔽清窍之实热证
猝然昏倒	突然昏倒，口吐涎沫，两目上翻，醒后如常；或半身不遂，口眼歪斜	多属于肝风挟痰闭阻清窍，多见于痫病、中风

三、望神的注意事项

（1）一会即觉：医者应静气凝神，冷眼观察，重视患者的第一直接印象，观察患者神的旺衰和病情的轻重。

（2）形神合参：神为形之主，形为神之舍，形神合一，观神时要注意患者形体的情况，察形时要注意患者神的情况。

（3）抓住主要症状、体征：要注意对判断失神有重要意义的症状、体征，如神昏谵语、循衣摸床、手撒尿遗、形羸色败等，若出现，则多为重病失神之象。

（4）识别真假：假神与病情好转的区别在于假神的出现比较突然，其"好转"与整个病情不相符，只是局部的和暂时的。由无神转为有神，是整个病情的好转，有一个逐渐变化的过程。

第2节 望 色

望色，又称"色诊"，即观察患者全身皮肤的颜色与光泽的一种望诊方法。颜色是色调变化，可反映不同脏腑的病症和疾病的不同性质；光泽即肤色的荣润或枯槁，可反映脏腑精气的盛衰。颜色分为青、赤、黄、白、黑5种，故临证称为"五色诊"。"十二经脉，三百六十五络，其气皆上注于面"，面部气血充盛，且皮肤薄嫩，色泽变化易于显露，故望气色主要指望面部的色泽。通过面部色泽的变化，可以帮助了解脏腑的虚实盛衰、病情的寒热轻重及预后等。望面色要注意识别常色与病色。

一、常 色

常色是人在正常生理状态时的面部色泽，表现为红黄隐隐，明润光泽，表示精充气足神旺。常色又有主色、客色之分。

（1）主色：是指人一生基本不变的肤色。随民族、禀赋、体质不同而不同，我国人民属于黄色人种，所以古人微黄为正色。在此基础上，可有略白、较黑、稍红等差异。

（2）客色：人与自然环境相应，由于生活条件、季节气候、地理环境的变动等，人的肤色出现相应变化叫作客色。如天热面色稍红，天冷面色稍白、稍青等，均属于正常变化范围。

二、病　　色

病色是指人体在疾病状态时的面部颜色与光泽等变化，可以认为除上述常色之外，其他一切反常的颜色都属病色。颜色上分青、黄、赤、白、黑5种，光泽上分为光明润泽的善色和晦暗枯槁的恶色。现将五色主病分述如下：

1. 青色

主寒证、痛证、瘀血证、惊风证、肝病。

（1）淡青或青黑为寒盛、剧痛，可见于阴寒腹痛或虚寒证兼有瘀血的患者。

（2）面色与口唇青紫为阳虚血瘀，可见于心肺疾病。

（3）面色青灰，口唇青紫，肢凉脉微，可见于心阳暴脱、心血瘀阻等真心痛患者。

（4）面色苍黄（青黄相间），多见于肝郁脾虚、气血瘀阻的胁下癥积患者。

（5）小儿鼻柱，眉间及口唇四周青紫，多为邪热亢盛、烧灼阴津、筋脉失养，可见于小儿高热惊风。

若肝病面青暴露、晦暗枯槁，为真脏色现；若脾病面青无华，则病难治。

2. 赤色

主热证、阴虚证、戴阳证。

（1）满面通红为实热证。

（2）午后两颧潮红为阴虚的虚热证。

（3）久病、重病面色苍白，时而两颧泛红，面红如妆，多为戴阳证。是精气衰竭，阴不敛阳，虚阳上越所致。

若心病面赤暴露，晦暗枯槁，为真脏色现；若肺病面赤无华，则病难治。

3. 黄色

主湿证、脾虚证。

（1）面色淡黄无华为萎黄，多主脾胃气虚。

（2）面黄而虚浮为黄胖，多主脾虚湿停。

（3）面目一身俱黄为黄疸：黄而鲜明如橘皮色者为阳黄，主湿热；黄而晦暗如烟熏者为阴黄，主寒湿。

脾病面黄暴露，晦暗枯槁，为真脏色现；肾病面黄无华，则病难治。

4．白色

主虚证、寒证、脱证。

（1）面色淡白无华，唇舌色淡为血虚或失血证。

（2）面色㿠白而无光泽，多为阳虚证；㿠白虚浮，则多为阳虚水泛证。

（3）面色苍白，白而带有青灰色，毫无光泽，多为阳气暴脱或阴寒内盛证。

肺病面白暴露，晦暗枯槁，为真脏色现；肝病面白无华，则病难治。

5．黑色

主肾虚证、水饮证、寒证及血瘀证。

（1）面黑暗淡着，多为肾阳虚证。

（2）面黑而焦干，多为肾精亏虚证。

（3）眼眶周围色黑，多见于肾虚水泛的水饮证或寒湿下注之带下证。

（4）面色黧黑，肌肤甲错，多为寒凝瘀阻。

肾病面黑暴露，晦暗枯槁，为真脏色现；心病面黑无华，则病难治。

三、望色注意事项

（1）注意病色与常色的比较。

（2）注意整体和部分色诊结合。

（3）面部色泽的动态变化。

（4）非疾病因素对面色的影响。

四、望色十法

望色十法出自清代汪宏《望诊遵经》：浮、沉、清、浊、微、甚、散、抟、泽、夭，分别用来判断疾病的表、里、阴、阳、虚、实、新、久、轻、重。

第3节 望 形 体

望形体是通过观察人体的宏观外貌，包括强弱胖瘦、体型特征、躯干四肢、皮肉筋骨、动静姿态等来测知病变的一种诊法。人的形体组织内合五脏，内盛则外强，内衰则外弱，故望形体可以测知内脏精气的盛衰。望形体的内容及意义见表2-2。

表2-2 望形体的内容及意义

望形体	形体	临床意义
望形体强弱	形体强壮	气血旺盛，抗病力强，有病易治
	形体衰弱	气血不足，抗病力弱，有病难治
望形体胖瘦	形气有余	精充体健，不易患病
	形盛气虚	脾虚多痰，易患痰饮、中风等疾病
	形瘦气弱	阴虚火旺，易患肺痨等病
	大骨枯槁，大肉下陷	精气衰竭，病情危重

判断体质形态：

（1）阴脏人：体形矮胖，喜热恶寒，阳虚阴盛；有病易从阴化寒、寒湿内停。

（2）阳脏人：体形瘦长，喜凉恶热，阴虚火旺；有病易从阳化热、伤阴伤津。

（3）平脏人：阴阳平衡，气血调匀，又称阴阳平和之人。

第4节 望 姿 态

望姿态，主要是观察患者的动静姿态、异常动作及与疾病有关的体位变化来诊察病情的方法。望姿态的内容及意义见表2–3。

表2–3 望姿态的内容及意义

望姿态	临床意义
四肢抽搐、痉挛、项背强直，角弓反张	痉病，肝风内动
手足颤动	血虚，动风之兆
肢体痿软无力而无痛，行动不灵	痿证
关节屈伸困难，肿胀疼痛	痹证
四肢或一侧手足举动不遂，麻木不仁	中风偏瘫

续表

望姿态	临床意义
以手护腹，行则前倾，弯腰屈背	腹痛
以手护腰，腰背板直，转动俯仰艰难	腰腿病
行走中，突然止步，以手护心	脘腹痛或心痛
行走时，身体震动不定	肝风内动，筋骨受损，脑有病变
坐而喜伏	肺虚少气
坐而喜仰	肺实气逆
但坐不得卧，卧则气逆	咳喘肺胀，或为水饮停于胸腹
但卧不耐坐，坐则神疲或昏眩	气血双亏或脱血夺气
坐而不欲起	阳气虚
坐卧不安	烦躁，或腹满胀痛
卧时常向外，身轻能自转侧	阳证，热证，实证
卧时喜向里，身重不能转侧	阴证，寒证，虚证

第5节 望头面五官

一、望 头

望头部主要是观察头形、囟门、动态及头发的变化情况。

1. 望头形

小儿头形过大或过小，伴有智力低下者，多因先天不足，肾精亏虚。

小儿前额左右突出，头顶平坦，头颅成方形者，亦是肾精不足或脾胃虚弱，颅骨发育不良，常见于佝偻病、胎传梅毒等病证。

2. 望囟门

囟陷，即小儿囟门凹陷，是津液损伤，脑髓不足之虚证。

囟填，即囟门高突，多为热邪亢盛，见于脑髓有病。

解颅，小儿囟门迟迟不能闭合，为肾气不足，发育不良。

3. 望动态

无论大人或小儿，头摇不能自主者，皆为肝风内动之兆。

4. 望发

正常人发多浓密色黑而润泽，是肾气充盛的表现。

发稀不长，为肾气亏虚。

发黄干枯，久病发落，为精血不足。

突然出现片状脱发，为血虚受风。

青少年落发，多因肾虚或血热。

青年白发，伴有健忘，腰膝酸软，属肾虚。

小儿发结如穗，常见于疳积病。

二、望　　面

面部望诊，除前述望面部色泽外，还应观察面部外形变化。

面肿，多见于水肿病。

腮肿，腮部一侧或两侧以耳垂为中心突然肿起，边缘不清且疼痛拒按，多兼咽喉肿痛或伴耳聋，多属温毒，见于发颐（痄腮）。

面部口眼歪斜，多属中风症。

面呈惊怖貌，多见于小儿惊风，或狂犬病患者。

面呈苦笑貌，见于破伤风患者。

三、望　　目

望目主要望目的神、色、形、态。望眼神在"望神"中已述。古人将目的不同部位分属五脏，为"五轮学说"：瞳仁为"水轮"，属肾；黑睛为"风轮"，属肝；两眦血络为"血轮"，属心；白睛为"气轮"，属肺；眼睑为"肉轮"，属脾；不同部位的变化可以诊察相应脏腑的病变。

1. 目色

目眦赤，为心火；白睛赤为肺火；白睛现红络，为阴虚火旺；眼胞皮红肿湿烂为脾有湿热；全目赤肿，迎风流泪，为肝经风热。

目眦淡白是血亏。

白睛变黄是黄疸。

眼眶周围见黑色，为肾虚水泛之水饮病，或寒湿下注的带下病。

2. 目形

目胞微肿，状如卧蚕，是水肿初起，老年人下睑浮肿，多为肾气虚衰。

目窝凹陷，是阴液耗损之征，或因精气衰竭所致。

眼球突起而喘满上气，为肺胀；眼突而颈肿则为瘿病（甲状腺功能亢进）。

睑缘红肿，轻者为针眼，重者为眼丹。

3. 动态变化

瞳孔缩小，多属肝胆火炽，亦可见与中毒；瞳仁扩大，多属肾精耗竭，为濒死危象。

瞪目直视，神志昏迷，多数脏腑精气将绝，属病危。

目睛上视，不能转动，称戴眼反折，多见于惊风、惊厥或精脱神衰之重证。

横目斜视，为肝风内动。

昏睡露睛，为脾胃虚衰，可见于吐泻伤津、小儿慢脾风。

眼睑下垂，称"睑废"。双睑下垂，多为先天不足，脾肾亏虚。单睑下垂，多为后天脾气虚或外伤所致。

四、望　鼻

望鼻主要是审察鼻之颜色、外形及其分泌物等变化。鼻为肺之窍，胃经布于两旁，鼻上和鼻周与各脏腑相应，望鼻可诊察肺和脾胃病变，判断脏腑虚实、胃气盛衰、病情轻重及预后。

1. 鼻色

鼻色明润，是胃气未伤或病后胃气来复的表现。

鼻头色赤为肺热，色白为气虚血少，色黄为湿热，色青为腹中痛，色微黑为肾虚水气内停。鼻头枯槁，是脾胃虚衰；鼻孔干燥，为阴虚内热，或燥邪犯肺；鼻燥衄血，多因阳亢于上所致。

2. 鼻形

鼻红生疮为胃热或血热。

鼻头红生粉刺为酒糟鼻，肺胃蕴热。

鼻柱溃陷为梅毒。

鼻孔内赘生小肉，撑塞鼻孔，气息难通，称为鼻痔。

鼻翼煽动，呼吸喘促，汗出如油，为"鼻煽"，是肺肾精气虚衰之危证。

3. 鼻之分泌物

鼻流清涕，为外感风寒。

鼻流浊涕，为外感风热。

鼻流浊涕而腥臭，为鼻渊，多因外感风热或胆经蕴热所致。

鼻出血，为鼻衄，多因肺胃蕴热。

五、望　耳

望耳应注意耳的色泽、形态及耳内的情况。耳为肾之窍，"宗脉之所聚"，与全身具有联系，望耳可以诊察肾、胆、全身的病变。

1. 耳色

正常耳部色泽微黄而红润，表明气血充足。如见黄、白、青、黑色，都属病象。

全耳色白多属气血亏虚；色青而黑多为阴寒内盛或痛证；耳轮焦黑干枯，是肾精亏极，精不上荣，为病重；耳背有红络，耳根发凉，多是小儿麻疹先兆。

2. 耳形

正常人耳郭肉厚而润泽，是先天肾气充足之象。

耳郭瘦小而薄，是先天亏损，肾气不足。

耳轮焦干萎缩为肾气竭绝之危候。

耳轮皮肤甲错多见于久病血瘀，为病重。

3. 耳内病变

耳内流脓，是为脓耳，多因肝胆湿热，久病阴虚火旺所致。

六、望口与唇

望唇要注意观察唇口的色泽和动态变化。脾开窍于口，其华在唇，望口唇可诊察脾、胃疾病。

1. 唇色

唇色红润为胃气充足、气血调匀之象，属正常。

唇色深红，属实、属热。

唇色淡红，多虚、多寒。

唇色深红而干焦者，为热极伤津。

唇色嫩红，为阴虚火旺。

唇色淡白，多属气血两虚。

唇色青紫，为阳虚血瘀。

2. 形态

口唇干枯皱裂，是热燥津液已伤，或阴虚液亏。

口角流涎，小儿为脾虚湿盛，成人见于中风口歪。

口唇糜烂，多为脾胃积热。

唇内溃烂，"口糜""口疮"，其色淡红，为虚火上炎。

小儿口腔、舌上满布白斑如雪片，为"鹅口疮"，多因湿热秽浊之气上蒸于口。

3. 动态

口张：口开不闭，气但出不返者，为肺肾之气将绝之虚证。

口噤：口闭而难张，为肝风内动之实证，多见于痉病、惊风、破伤风。

口撮：上下口唇紧聚之形，常见于小儿脐风或成人破伤风。

口僻：口角或左或右喝斜，为中风。

七、望 齿 与 龈

望齿龈应注意其色泽、形态和润燥的变化。

1. 望齿

牙齿干燥，是胃津受伤；齿燥如石，是津液大伤；齿燥如枯骨，是肾精枯竭；牙齿松动稀疏，齿根外露，多是肾虚或虚火上炎。

病中咬牙啮齿，为热盛动风；睡中啮齿，为胃热或虫积；牙关紧闭，为风痰阻络或热极动风。牙齿有洞腐臭，多为龋齿，欲称"虫牙"。

2. 察龈

牙龈色淡白，是血虚不荣；红肿或兼出血多属胃火亢盛。龈红微肿而不痛，或兼齿缝出血者，多属肾阴不足，虚火上炎；牙龈溃烂，甚则唇腐齿落，流腐臭血水者，是"牙疳"病。

八、望 咽 喉

咽喉红肿而痛，多属肺胃积热；红肿而溃烂，有黄白腐点是热毒深极；鲜红娇嫩，肿痛不甚者，是阴虚火旺。

咽部两侧红肿突起如乳突，称乳蛾，是肺胃热盛，外感风邪凝结。咽间有灰白色假膜，擦之不去，重擦出血，随即复生者，是白喉，有传染性，又称"疫喉"。

第6节 望 躯 体

一、望颈项部

颈前颌下结喉之处，有肿物和瘤，可随吞咽移动，皮色不变也不疼痛，缠绵难消，且不溃破，为颈瘿（地方性甲状腺肿），俗称"大脖子病"。

颈侧颌下，肿块如垒，累累如串珠，皮色不变，初觉疼痛，谓之瘰疬。

颈项软弱无力，谓之项软，多见于小儿先天不足，佝偻病，成人久病属危证。

项部强直，前俯及左右转动困难者，称为项强，多见于外感风寒，瘟毒上攻，脑病。

睡醒之后，项强不便，称为落枕。

颈项强直、角弓反张，多为肝风内动。

颈动脉搏动明显、怒张，多见于肝阳上亢、血虚重证及心肺肾衰竭，水气凌心等证。

二、望 胸 部

正常人胸部外形两侧对称，左右径大于前后径，呼吸时活动自如。

小儿胸廓向前向外突起，变成畸形，称为鸡胸，多因先天不足，后天失调，骨骼失于充养。

胸似桶状，前后径与左右径相等，咳喘、羸瘦者，是久病咳喘，风邪痰热，壅滞肺气所致。

肋间饱胀，咳则引痛，常见于饮停胸胁之悬饮证。

肋部硬块突起，连如串珠，为肾精不足，是佝偻病。

乳房局部红肿，甚至溃破流脓的，是乳痈，多因肝失疏泄，乳汁不畅，乳络壅滞而成。

三、望 腹 部

正常人腹部平坦对称，按之柔软，直立时稍隆起，仰卧时稍凹陷。

腹部膨隆：为膨胀。若立、卧位腹部均高起，按之不坚者为气臌。若立位腹部膨胀，卧位则平坦，摊向身侧的，属水臌。

腹部凹陷：为腹凹。多见于久病脾胃亏虚，或新病阴津耗损。

青筋暴露：腹大坚满，青筋怒张，多属肝郁血瘀，多见于鼓胀重证。

婴幼儿脐中有包块突出，皮色光亮者谓之脐突，又称脐疝。

四、望 腰 背

脊骨后突，背部凸起，为"驼背"或"龟背"，常因先天不足，肾气亏虚，或久病咳喘，或脊柱疾患，也可见于老年人。

患者病中头项强直，腰背向前弯曲，反折如弓状者，称为角弓反张，常见于破伤风或痉病。

腰部疼痛，转侧不利者，称为腰部拘急，多因寒湿外侵，或外伤闪挫。

第7节 望 四 肢

一、望 手 足

手足拘急，屈伸不利者，多因寒凝经脉。其中，屈而不伸为筋脉挛急，伸而不屈为关节强直。

手足抽搐常见于邪热亢盛，肝风内动之痉病。

四肢肌肉萎缩，多为脾气亏虚，营血不足。

半身不遂多为中风瘫痪。

足痿不行为下痿证。

胫肿或跗肿，指压留痕，都是水肿之征。

足膝肿大而股胫瘦削，是鹤膝风。

二、望 指 趾

手指挛急，不能伸直者，为"鸡爪风"。

指趾关节肿大变形，屈伸不便，多为风湿久凝，肝肾亏虚。

足趾皮肤紫黑，溃败味臭，肉色不鲜，伴有痛剧，为脱疽。

第8节 望 皮 肤

望皮肤要注意皮肤的色泽及形态改变。皮肤为一身之表，内合于肺，卫气循行其间，可保护机体；脏腑气血亦通过经络而外荣于皮肤。观察皮肤色泽、形态的异常变化和表现，可诊察脏腑虚实、气血盛衰以及邪气的性质等。

一、色 泽

皮肤色泽亦可见五色，五色诊亦适用于皮肤望诊。临床常见而又有特殊意义者，为发赤、发黄。

（1）皮肤发赤。皮肤忽然变红，如染脂涂丹，名曰"丹毒"。可发于全身任何部位，初起鲜红如流火，往往游走不定。发于头面为"抱头火丹"，发于躯干为"丹毒"，发于胫踝为"流火"。诸丹总属心火偏旺，又遇风热恶毒。

（2）皮肤发黄。皮肤、双目、爪甲皆黄，为黄疸。分阳黄、阴黄二大类。阳黄，黄色鲜明如橘子色，为脾胃或肝胆湿热。阴黄，黄色晦暗如烟熏，是脾胃为寒湿所困。

二、形 态

（1）斑：色红，点大成片，平摊于皮肤下，摸不应手。

（2）疹：色红，形如粟粒，高起于皮肤上，摸之碍手，可分为麻疹、风疹、隐疹等。

（3）痘疱：皮肤起疱，形似豆粒。常伴有外感证候，包括天花、水痘等。

（4）白㾦：疱疹细小，晶莹如粟，高出皮肤，疱内为水液，兼有身热不扬，多发于胸颈部，四肢偶见，属湿温病。

（5）疮疡：发于皮肤体表部位有形可诊的外科疮疡疾患，包括痈、疽、疔、疖。四者的区别是：

痈：发病局部范围较大，红肿热痛，根盘紧束。属阳证，多因湿热火毒蕴结、气血瘀滞。

疽：漫肿无头，肤色不变，不热少痛者属阴证，多因气血亏虚、阴寒凝滞。

疔：范围较小，初起如粟，顶白根硬而深，麻木或痒痛。多因外感风热火毒，毒邪蕴结。

疖：形小而圆，红肿热痛不甚，易化脓，脓溃即愈。多因外感热毒或湿热蕴结。

第9节 望 舌

舌诊是通过观察舌象以了解病情的中医特色诊察方法之一。舌象是由舌质和舌苔两部分的色泽形态所构成的形象，望舌主要是望舌质和望舌苔。

舌象是临床辨证不可缺少的客观依据，无论八纲、病因、脏腑、六经、卫气营血和三焦等辨证方法，都以舌象作为辨证论治的重要依据。

一、舌与脏腑经络的关系

舌为心之苗窍，脾之外候，同时通过经络与脏腑相连。在生理上，脏腑的精气可通过经脉联系上达于舌，营养舌体并维持舌的正常功能活动；在病理上，当脏腑发生病变，人体脏腑、气血、津液的虚实，疾病的深浅轻重变化，都可以客观地反映于舌象，故在临床上可以通过舌诊了解脏腑的虚实和病邪的性质、轻重与变化。其中舌质的变化主要反映脏腑的虚实、气血的盛衰；而舌苔的变化主要反映外邪的深浅、轻重，及胃气的盛衰。

中医将舌划分为舌尖、舌中、舌根和舌边。心肺居上，故以舌尖主心肺；脾胃居中，故以舌中部主脾胃；肾位于下，故以舌根部来主肾；肝胆居躯体之侧，故以舌边主肝胆，左边属肝，右边属胆（如图2-1）。根据舌的不同部位反映不同的脏腑病变在临床上具有一定的参考价值，但不能机械地看，需与其他症状和体征综合加以考虑。

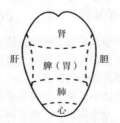

图2-1 脏腑分属舌的部位分布

二、舌诊的方法与注意事项

1. 伸舌姿势

望舌时，要求患者面向自然光线，将舌自然伸出口外，充分暴露，口要尽量张开，伸舌要自然放松，毫不用力，舌面应平展舒张，舌尖自然垂向下唇。望舌时，要求医者尽量迅速敏捷地看清舌质、舌体、舌苔，避免患者伸舌过久，必要时可稍休息后再重复观察。根据临床需要，还可察看舌下静脉。

2. 望舌顺序

一般先看舌苔，后看舌质，按舌尖、舌中、舌边、舌根的顺序进行。

3. 光线要自然充足

望舌时，以充足柔和的自然光线为最佳，患者面对光线，使光线直射入口；避免有色光源及周围反光较强的有色物体，以免舌苔颜色产生假象。

4. 饮食对舌象的影响

饮食常影响舌苔形、色变化。咀嚼食物反复摩擦，可使厚苔转薄；刚刚饮水，则使舌面湿润；有色食物易使舌苔染色而出现"染苔"的假象；过冷、过热的饮食以及辛辣等刺激性食物，易改变舌色。所以一般不宜在患者进饮食或漱口后立即进行舌诊。

5. 口腔对舌象的影响

镶牙可使舌边留下齿印；如牙齿残缺，可造成同侧舌苔偏厚；张口呼吸可以使舌苔变干等，临床上应加以仔细鉴别，避免误诊。

三、望舌的内容

望舌内容可分为望舌质和望舌苔两部分。舌质又称舌体，是舌的肌肉和脉络等组织。望舌质又分为望神、色、形、态四方面。舌苔是舌体上附着的一层苔状物，望舌苔可分望苔色、望苔质两方面。

正常舌象，简称"淡红舌、薄白苔"。即，舌体胖瘦适中、柔软灵活、颜色淡红而鲜活明润；舌苔薄白润泽，颗粒均匀，揩之不去，其下有根与舌质如同一体，干湿适中，不粘不腻。见于健康人，也可见于外感初起或内伤病情轻浅者。

（一）望舌质

1. 舌神

察舌神之法，关键在于辨荣枯。舌神主要表现在舌质的荣润和灵动方面。荣者，荣润红活有光彩，富有生气，是谓有神，虽病亦属善候。枯者，枯晦无光，毫无生气，是谓无神，属危险恶候。可见舌神之有无，反映了脏腑、气血、津液的盛衰，关系到疾病预后的吉凶。

2. 舌色

舌色，即舌质的颜色。舌色与脏腑寒热虚实、营血病变有关。常见异常舌色有淡白舌、红舌、绛舌、青舌和紫舌五种。除淡红色为正常舌色外，其余都是主病之色。

（1）淡白舌：舌色较淡红舌浅淡，甚至全无血色，称为淡白舌。由于阳虚生化阴血的功能减退，推动血液运行之力亦减弱，以致血液不能营运于舌中，故舌色浅淡而白。若舌淡白湿润，而舌体胖嫩，主阳虚寒证；若舌淡白光莹，舌体瘦薄，主气血双亏（如图2-2）。

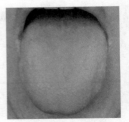

图2-2 淡白舌

（2）红舌：舌色鲜红，较淡红舌为深，称为红舌。因热盛致气血沸涌、舌体脉络充盈，则舌色鲜红，故主热证。

舌尖红为心火亢盛，舌边红为肝胆郁热，舌中红为脾胃有热，舌鲜红而起芒刺或兼黄厚苔多为实热证，鲜红而少苔，或有裂纹或光红无苔，多属虚热证（如图2-3）。

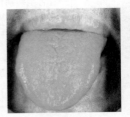

图2-3 红舌

（3）绛舌：绛为深红色，比红色更深浓，绛舌一般由红舌进一步发展而来。主病分为外感与内伤。外感病为热入营血；内

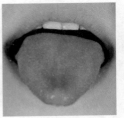

图2-4 绛舌

33

伤杂病为阴虚火旺（如图2-4）。红舌与绛舌的区别见表2-4。

表2-4　红舌与绛舌的区别

	红舌	绛舌
颜色	舌色鲜红，较正常淡红舌颜色更深	比红舌颜色更深更浓，属深红略带暗黑
主病部位	红舌主病病位相对广泛，凡卫气营血、脏腑经络有邪热相犯，均可出现红舌	仅邪热入营血才出现绛舌，涉及脏腑为心、心包、肝、肾
主病性质	红舌之热证，实热、虚热均可出现	绛舌以虚热为主，或热灼津伤，躲在热病中后期或久病低热不退的情况出现

（4）紫舌：舌色浅红而带蓝，或淡红而带青为紫舌，多由血液运行不畅，瘀滞所致。舌淡紫或青紫湿润多为虚寒血滞；绛紫而干枯少津多为热盛伤津；绛紫且舌肿大，多为酒毒冲心；青紫或滑或暗多为寒凝瘀阻（如图2-5）。

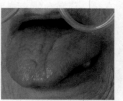

图2-5　紫舌

（5）青舌：舌色淡蓝均匀，全无红色，称为青舌，古书形容如水牛之舌。多因阴寒邪盛，阳气郁而不宣，血凝瘀滞所致。全舌发青，为寒邪直中肝肾，阳气虚衰或阳郁而不宣所致；舌边青，多为血瘀（如图2-6）。

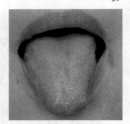

图2-6 青舌

3. 舌形

是指舌体的形状，包括荣枯、老嫩、胖瘦、裂纹、芒刺、齿痕等异常变化。舌之老嫩是临床鉴别疾病虚实的重要标志之一。

（1）荣润舌：舌体滋润、舌色鲜明。为气血充盛之象，有病也预后良好（如图2-7）。

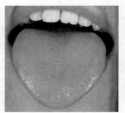

图2-7 荣润舌

（2）枯晦舌：舌体干枯，晦暗无光，无甚血色。主脏腑败坏，预后差（如图2-8）。

（3）苍老舌：舌质纹理粗糙，形色坚敛。不论舌色苔色如何，舌质苍老者都属实证（如图2-9）。

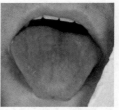

图2-8 枯晦舌

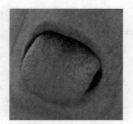

图2-9　苍老舌

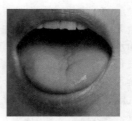

图2-10　娇嫩舌

（4）娇嫩舌：舌质纹理细腻，其色娇嫩，其形多浮胖，称为娇嫩舌，多主虚证（如图2-10）。

（5）胀大舌：分胖大、肿胀。

舌体较正常舌大，甚者伸舌满口，或有齿痕，称胖大舌，主脾虚或湿盛。若舌淡白而嫩，苔白滑为阳虚水停；舌体胖大而红，苔黄腻为湿热内蕴。

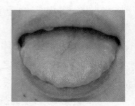

图2-11　胀大舌

舌体肿大，胀塞满口，不能缩回闭口，为肿胀舌，若鲜红而肿胀为心脾积热；青紫而肿胀为中毒（如图2-11）。

（6）瘦薄舌：舌体瘦小枯薄，若瘦薄而色淡为气血两虚；瘦薄而色绛为阴虚火旺或津液耗伤（如图2-12）。

（7）芒刺舌：舌乳头增大增多，充血水肿，高起如刺，摸之刺手，多因邪热亢盛所致。邪热愈甚，芒刺越多越大。如舌尖有芒刺，多为心火亢盛；舌边有芒刺，多属肝胆火盛；舌中有芒刺，主胃肠热盛（如图2-13）。

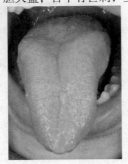

图2-12　瘦薄舌

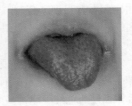

图2-13　芒刺舌

（8）裂纹舌：舌面上有裂沟，而裂沟中无舌苔覆盖，多因精血亏损，津液耗伤、舌体失养所致。舌色红绛有裂纹为热盛津伤；舌色淡白有裂纹为气血不足。

健康人中大约有0.5%的人在舌面上有纵横向深沟，称先天性舌裂，其裂纹中多有舌苔覆盖，身体无其他不适，与裂纹舌不同（如图2-14）。

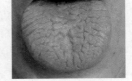

图2-14　裂纹舌

（9）齿痕舌：舌体边缘有牙齿压迹，多因脾虚不能运化水湿，湿阻于舌，舌体胖大，受牙齿挤压而成齿痕。故齿痕舌常与胖嫩舌同见，主脾虚或湿盛（如图2-15）。

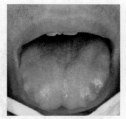

图2-15 齿痕舌

4. 舌态

是指舌体的动态变化。正常舌态是舌体活动灵敏，伸缩自如，病态有强硬、痿软、舌纵、短缩、麻痹、颤动、歪斜、吐弄等。

（1）强硬：舌体板硬强直，运动不利，多因热扰心神、舌无所主或高热伤阴、筋脉失养，或痰阻舌络所致。舌体强硬而色红少津，多为阳热亢盛；舌体强硬而舌苔厚腻，亦可见于中风或中风先兆。

（2）痿软：舌体软弱无力，痿废不灵，多因气血虚极，阴液失养筋脉所致。痿软而红绛少苔为邪热伤阴或阴虚火旺；痿软而枯白无华为气血虚衰。

（3）颤动：舌体震颤抖动，不能自主，多因气血两虚，筋脉失养或热极伤津而生风所致。若淡白颤动者为气血两虚；绛紫颤动者为热盛；舌红少苔颤动者为阴虚。

（4）歪斜：伸舌偏斜一侧，舌体不正，称为歪斜舌。多因风邪中络，或风痰阻络所致，也有风中脏腑者，但总因一侧经络、经筋受阻，病侧舌肌弛缓，故向健侧偏斜。多见于中风症或中风先兆。

（5）短缩：舌体紧缩而不能伸长，称为短缩舌。可因寒凝筋脉，舌体收引挛缩；内阻痰湿，引动肝风，风邪挟痰，梗阻舌根；热盛伤津，筋脉拘挛；气血俱虚，舌体失于濡养温煦所致。无论因虚因实，皆属危重征候。

（6）吐弄：舌常伸出口外者为"吐舌"；舌不停舐上下左右口唇，或舌微出口外，立即收回，皆称为"弄舌"，二者合称"吐弄舌"，为心、脾二经有热，灼伤津液，以致筋脉紧缩频频动摇。弄舌常见于小儿智力育不全。

（二）望舌苔

中医认为舌苔是胃气上蒸所生，故舌苔的变化可反映胃气的盛衰。望舌苔，应注意苔质和苔色两方面的变化。

1. 苔质

苔质指舌苔的形质。包括舌苔的厚薄、润燥等变化。

（1）厚薄。透过舌苔隐约可见舌质的为薄苔，属正常舌苔，或为疾病初起在表，病情较轻。透过舌苔不能见到舌质的为厚苔，为病邪入里，或胃肠积滞，或有痰湿，病情较重。舌苔厚薄可反应正气与邪气的盛衰，舌苔越厚，则邪气越盛，正气虽不胜邪，但正气未衰；而少苔常表示机体正气不足，无苔则是胃气大虚，缺乏生发之机。

若患者舌本有苔，忽然全部或部分剥脱，剥处见底，称剥苔，多为胃之气阴两伤所致。包括镜面舌、花剥苔、地图舌等。

无论舌苔的增长或消退，逐渐转变者预后较好，若舌苔骤长骤退，多为病情突变的征兆。

（2）润燥。舌面润泽，干湿适中，为润苔，属正常；若水液过多，扪之湿而滑利，甚至伸舌涎流欲滴，为滑苔，多见于阳虚而痰饮水湿内停之证；若望之干枯，扪之无津，为燥苔，多见于热盛伤津、阴液不足、阳虚水不化津、燥气伤肺等证。舌苔润燥主要反映体内津液情况，津伤越重，舌苔越燥。

若舌苔厚而疏松，形如豆腐渣堆积舌面，易揩去，为"腐苔"，常见于痰浊、食积，且有胃肠郁热之证。

若苔质颗粒细腻致密，紧贴舌面，刮之不脱，为"腻苔"，多见于痰饮、食积、湿浊内停等证。

2. 苔色

一般分为白苔、黄苔和灰黑苔三类及兼色变化，可反映病邪性质。

（1）白苔：主表证、寒证（如图2-16）。舌淡苔白而湿润，为正常舌苔或表证初起，里寒证轻或阳虚寒湿；若苔薄白而干，多为表证津伤；苔薄白而滑，多为外感寒湿或阳虚水停；苔白而厚腻主湿困、痰饮、食积（如图2-17）。

图2-16 白苔

若苔白如白粉堆积，扪之不燥，为"积粉苔"，常见于瘟疫或内痈等外感秽浊不正之气，毒热内盛之证（如图2-18）。

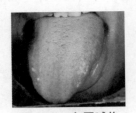

图2-17 白厚腻苔

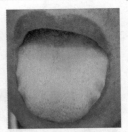

图2-18 积粉苔

若苔白燥裂如砂石，扪之粗糙，称"糙裂苔"，常见于温病或误服温补药等内热暴起，津液暴伤，苔尚未转黄而里热已炽。

（2）黄苔：主里证、热证。热邪熏灼，故苔现黄色。外感病，苔由白转黄，为表邪入里化热的征象。

苔薄黄，为外感风热表证或风寒化热（如图2-19）。

舌淡胖嫩，苔黄滑润者，多是阳虚痰饮化热（如图2-20）。

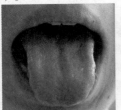

图2-19 薄黄苔

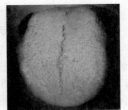

图2-20 黄腻苔

黄腻苔主湿热蕴结；黄糙苔主邪热伤津（如图2-21）。

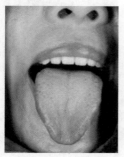

图2-21　黄糙苔

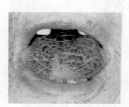

图2-22　灰黑苔

（3）灰黑苔：主阴寒内盛、里热炽盛。

苔灰黑而干燥无津，可见于外感热病的热炽伤津，或内伤杂病之阴虚火旺（如图2-22）。

苔灰黑而湿润多津，可见于痰饮内停，或为寒湿内阻。

四、舌质与舌苔的综合诊察

舌诊需分别掌握舌质、舌苔的基本变化及其主病，同时还应分析舌质和舌苔的相互关系。一般认为察舌质重在辨正气的虚实、邪气的性质；察舌苔重在辨邪气的浅深与性质、胃气之存亡。从二者的联系而言，必须合参才认识全面，无论二者单独变化还是同时变化，都应综合诊察。

临床常见舌象及主病见表2–5。

表2–5　临床常见舌象及主病

舌象		简称	主病
舌质	舌苔		
淡红	薄白	淡红舌，薄白苔	正常人；风寒表证，病势轻浅
	白苔	舌尖红，白苔	风热表证，心火亢盛
	白如积粉	淡红舌，积粉苔	瘟疫初起，或有内痈
	白腐	淡红舌，白腐苔	痰食内停，胃浊蕴热
	黄白相兼	淡红舌，黄白苔	外感表证将要传里化热
	白腻而厚	淡红舌，白厚腻苔	痰饮内停，食积胃肠；寒湿痹证
	薄黄	淡红舌，薄黄苔	里热轻证
	黄干少津	淡红舌，黄干苔	里热伤津化燥
	黄腻	淡红舌，黄腻苔	里有湿热，食积化热
	灰黑湿润	淡红舌，灰黑润苔	寒证，阳虚证
鲜红	白而干燥	红舌，白干苔	邪热入里伤津
	白黏腻	红舌，白粘腻苔	里热夹痰湿，阴虚兼痰湿
	薄黄少津	红舌，薄黄干苔	里热津伤

续表

舌象		简称	主病
舌质	舌苔		
鲜红	厚黄少津	红舌，厚黄干苔	气分热盛，阴液耗损
	黄腻	红舌，黄腻苔	湿热内蕴，痰热互结
	黑而干燥	红瘦舌，黑干苔	津枯血燥
	无苔	红舌，无苔	胃肾气阴两伤
绛红	焦黄干燥	绛舌，焦黄苔	邪热深重，胃肠热结
	黑而干燥	绛舌，黑燥苔	热极伤阴
	无苔	绛舌，无苔	热入血分；阴虚火旺
青紫	黄燥	紫舌，黄燥苔	热极津枯
	焦黑而干	紫舌，焦黑干苔	热毒深重，津液大伤
	白润	青紫舌，白润苔	阳衰寒盛，气血凝滞
淡白	白	淡白舌，白苔	阳气不足，气血虚弱
	白腻	淡白舌，白腻苔	脾胃虚弱，痰湿停聚
	边薄白，中无	淡白舌，中剥苔	气血两虚，胃阴不足
	无苔	淡白舌，无苔	久病阳衰，气血俱虚，脾胃虚寒
	灰黑润滑	淡白舌，黑润苔	阳虚内寒，痰湿内停

第10节 望排出物

望排出物是观察患者的分泌物和排泄物，如痰涎、呕吐物、二便、涕、汗、泪、带下、脓液等。审察其色、质、形、量等变化，以了解有关脏腑的病变及邪气性质，为辨证分析提供参考。一般排出物色淡，质稀，多为寒证、虚证；色黄赤，质黏稠，形态秽浊不洁，多属热证、实证；如色黑，挟有块物者，多为瘀证。

第11节 望小儿指纹

指纹，是指浮露于小儿两手食指掌侧前缘浅表的脉络。望小儿指纹是观察小儿指纹形态与色泽的变化来诊察疾病的方法，仅适用于3岁以下的幼儿。食指指纹是寸口脉的分支，同属手太阴肺经，故与诊寸口脉临床意义相似。

指纹分"风""气""命"三关，即食指近掌部的第一节为"风关"，第二节为"气关"，第三节为"命关"（如图2-23）。

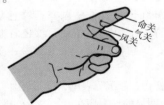

图2-23 小儿指纹三关示意图

一、望小儿指纹的方法

将患儿抱到向光处，医者用左手的拇指、食指握住患儿食指末端，以右手大拇指在其食指掌侧前缘，从指尖向指根（即从命关向气关、风关）直推数次，用力要适当，使指纹更为明显，便于观察三关的形色变化。

二、望指纹的临床意义

正常小儿指纹，络脉色泽浅红微黄，隐隐于风关之内，大多不浮露，不超出风关，多是斜形、单枝、粗细适中。

1. 长短变化，测轻重

指纹显于风关附近者，表示邪浅，病轻；指纹过风关至气关者，为邪已深入，病情较重；指纹过气关达命关者，是邪陷病深之兆；指纹透过风、气、命三关，一直延伸到指甲端者，是所谓"透关射甲"，揭示病情危重。

2. 纹色变化，辨寒热

纹色的变化，主要有红、紫、青、黑、白紫色的变化。纹色鲜红，多属外感风寒；纹色紫红，多主里热证；纹色青，主惊风或痛证；纹色青紫或紫黑色，是血络郁闭，属病情危候；纹色淡白，多属脾虚、疳积。

3. 纹形变化，浮沉分表里，淡滞定虚实

指纹浮而明显的，主病在表，多为外感表证；指纹沉隐不显的，主病在里，多为邪气内困；纹细而色浅淡的，多属虚证；纹粗而色浓滞的，多属实证。

望小儿指纹的要点为：浮沉分表里，红紫辨寒热，淡滞定虚实，三关测轻重，纹形色相参，留神仔细看。

第3章 闻 诊

闻诊是指通过听声音和嗅气味，以了解患者异常的声音和气味，从而收集资料来诊断疾病的方法。声音和气味均是在脏腑生理活动和病理变化中产生的，故而可以反映疾病变化用以诊察病证。

第1节 听 声 音

听声音，主要是听辨患者言语、气息的高低、强弱、清浊、缓急等变化，以及与脏腑病理变化相关的咳嗽、呕吐、呃逆、嗳气等异常声响，以分辨病情的寒热虚实。

一、发 声

若语声高亢洪亮，多言而躁动，多属实证、热证；若语声低微无力，少言而沉静，多属虚证、寒证或邪去正伤之证。

1. 声重

声音重浊，多属外感风、寒、湿诸邪，肺气不宣。

2. 音哑与失音

语声嘶哑，低而清楚为音哑，发音不出为失音。临床发病常先见音哑，继而见失音，故二者病因病机基本相同，当先辨虚实。

新病多属实证，因外感风寒、风热，或因痰浊壅肺，肺失清肃，称"金实不鸣"。

久病多属虚证，因精气内伤，肺肾阴虚，虚火灼金，称"金破不鸣"。

妊娠失音，多为妊娠后期胞胎阻络，肾精不能上荣，称"子喑"，分娩后即愈。

3. 呻吟与惊呼

呻吟多因痛苦而出。

惊呼多因出乎意料的刺激而突然喊叫。成人惊呼多因骤发剧痛、惊恐或精神失常；小儿阵发惊呼，声尖惊恐，多是小儿惊风。

二、语　言

"言为心声"，故语言异常多属心的病变。沉默寡言，或语声低微，时断时续者，多属虚证、寒证；烦躁多言，或语声高亢有力者，多属实证、热证。语言状况及其意义见表3-1。

表3-1　语言状况及其意义

语言	表现	意义
谵语	神志不清，语无伦次，声高有力	热扰心神之实证
郑声	神志不清，语言重复，时断时续，语声低微模糊	精神散乱之虚证

续表

语言	表现	意义
错语	语言错乱，语后自知言错但不能控制	心气不足，神失所养，或痰郁闭阻心窍
独语	自言自语，喃喃不休，见人语止，首尾不续	
呓语	梦中说话，吐字不清，意思不明	新病多心火胆热，久病多虚衰而神不守舍
语謇	神志清楚，思维正常，但吐字困难或不清	中风先兆或中风后遗症

三、呼吸与咳嗽

呼吸异常与咳嗽是肺病常见的症状。肺主呼吸，肺功能正常则呼吸均匀，不出现咳嗽、咯痰等症状。当外邪侵袭或其他脏腑病变影响于肺，就会使肺气不利而出现呼吸异常和咳嗽。

1. 呼吸异常

主要表现为喘、哮、上气、短气、气微、气粗等现象。

（1）喘，又称"气喘"，是指呼吸急促困难，甚至张口抬肩，鼻翼翕动，端坐呼吸，不能平卧的现象。可见于多种急慢性肺脏疾病，需辨虚实。

实喘发病急骤，呼吸困难，声高息涌气粗，甚则仰首目突，脉数有力，多因外邪袭肺或痰浊阻肺所致。

虚喘发病缓慢，呼吸短促，似不接续，活动后喘促更甚，气怯声低，形体虚弱，倦怠乏力，脉微弱，多因肺之气阴两虚，或肾不纳气所致。

（2）哮，是以呼吸急促，喉中痰鸣为特征。多反复发作，不易痊愈。多在换季或气候变动时复发，要注意区分寒热。

寒哮：又称"冷哮"，多在冬春季节，遇冷而发，常因阳虚痰饮内停，或寒饮阻肺所致。

热哮：常在夏秋季节，气候燥热时发作，常因阴虚火旺或热痰阻肺所致。

（3）上气，是以呼吸气急，呼多吸少为特点，可兼有气息短促，面目浮肿，为肺气不利，气逆于喉间所致。实证上气以痰饮阻肺或外邪袭肺多见，虚证上气以阴虚火旺多见。

（4）短气，是以呼吸短促，不相接续为特点，其症似虚喘而不抬肩，似呻吟而不无痛楚，多因肺气不足所致。

（5）少气，是以呼吸微弱，语声低微无力为特点，多伴有倦怠懒言，面色不华，自觉气不足以言，常深吸一口气后再继续说话，为全身阳气不足之象。

2. 咳嗽

是肺病中最常见的症状，是肺失肃降，肺气上逆的表

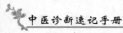

现。"咳"是指有声无痰；"嗽"是指有痰无声，"咳嗽"为有声有痰，临床上统称为"咳嗽"。

外感咳嗽，起病较急，病程较短，必兼表证，多属实证；内伤咳嗽，起病缓慢，病程较长或反复发作，多为虚证；咳声紧闷，多属寒湿；咳声清脆无痰或痰黏难咳，昼甚夜轻，多属燥热；咳嗽夜甚昼轻者，多为肺肾阴亏；无力作咳，咳声低微者，多属肺气虚；咳嗽阵作，咳声连续，是痉挛性发作，咳剧气逆则涕泪俱出，甚至呕吐，阵咳后伴有怪叫，其声如"鹭鸶鸣"，为顿咳又称为"百日咳"，五岁以下的小儿多见，多由风邪与伏痰搏结，郁而化热，阻遏气道所致。

咳声如犬吠，干咳阵作，是白喉病，属疫毒内传，里热炽盛而成。

四、呃 逆

呃逆，俗称"打嗝"，是胃气上逆，从喉部发出的一种不由自主的冲击声，为膈肌拘挛所致。呃逆的临床意义见表3-2。

表3-2 呃逆的临床意义

表现	临床意义
呃声频作，高亢而短，其声有力者	多属实证
呃声频作，呃声低沉，声弱无力者	多属虚证

续表

表　现	临床意义
新病呃逆，其声有力者	多属寒邪或热邪客于胃
久病、重病呃逆不止，声低气怯无力者	属胃气衰败之危候

第2节　嗅　气　味

　　嗅气味，主要是嗅患者病体、排出物、病室等的异常气味，以了解病情，判断疾病的诊法。

一、病体气味

　　（1）口气：多见于口腔本身的病变或胃肠有热之人。

　　口腔疾病所致口臭，臭秽难闻，可见于牙疳、龋齿或内痈等。

　　胃肠有热所致口臭，酸臭多见胃火上炎，宿食内停或脾胃湿热等。

　　（2）汗气：因引起出汗的原因不同，汗液的气味也不同。

　　外感六淫邪气，如风邪袭表，卫阳不固，汗出多无气味。

　　气分实热壅盛，或久病阴虚火旺之人，汗出量多而有酸腐之气。

　　痹证风湿之邪久羁肌表化热，也可汗出色黄而带腥膻气。

阴水患者若汗出伴有"尿臊气"，是病情转危之象。

（3）鼻臭：是指鼻腔呼气时有臭秽气味。其因有三：一是鼻渊，鼻流黄浊黏稠腥臭之涕；二是梅毒、疠风或癌肿等所致鼻部溃烂；三是内脏病变，如鼻呼出之气带有"烂苹果味"，是消渴病之重症；若呼气带有"尿臊气"，则多见于阴水患者，病情垂危之象。

（4）身臭：身体有疮疡溃烂流脓水或有湿热内蕴之狐臭，漏液等均可致身臭。

二、排出物气味

排出物的气味，患者也能自觉。对于排出物如痰涎、大小便、妇人经带等的异常气味，通过问诊，也可以得知。一般而言，湿热或热邪致病，其排出物多混浊而有臭秽，气味难闻；寒邪或寒湿邪气致病，其排出物多清稀而无特殊气味。

1. 呕吐物

呕吐物为清稀无臭或腥气，为胃寒；呕吐物气味臭秽，为胃热炽盛；呕吐物气味酸腐，呈完谷不化之状，则为宿食内停；呕吐物腥臭，夹有脓血，可见于胃痈（溃疡）。

2. 二便

小便黄赤臊臭，属实热证，多为膀胱湿热；小便清长，微有腥膻或无特殊气味，属虚证、寒证；尿甜有苹果样气味者，为消渴病。

大便酸臭，色黄便稀或赤白脓血，多为大肠湿热内盛；泄泻酸臭如败卵，伴有不消化食物，矢气酸臭，为食积内停；大便溏泻气腥者，为脾胃虚寒。

3. 经带

月经或产后恶露臭秽，多因热邪侵袭胞宫。

带下臭秽色黄，为湿热下注；带下气腥色白，为寒湿下注。

三、病 室 气 味

病室的气味由病体本身及其排出物等发出。

瘟疫病开始即有臭气触人。

失血症患者室内有血腥味。

溃腐疮疡患者室内有腐臭气味。

脏腑衰败、病情危重者室内可有尸臭气味。

水肿病晚期患者室内有尿臊气（氨味）。

消渴病患者室内有烂苹果气味。

有机磷中毒患者室内可闻蒜臭气味。

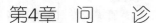

第4章 问 诊

问诊，是医生通过有目的、有步骤的询问患者或陪诊者，了解疾病的发生、发展、治疗经过、现在症状及其他与疾病有关的情况，以诊察疾病的诊法。问诊所获取的资料，是医生分析病情、病位、病性，辨证辨病的重要依据。在疾病的早期或某些情志致病，患者常常只有自觉症状，如头痛、失眠等，而无明显客观体征，故问诊尤为重要。问诊的内容主要包括：一般项目、主诉、现在症状、既往病史、个人史、家族史等。

问诊时要做到恰当准确，简要而无遗漏，应当遵循以下原则：

1. 确定主诉

围绕主诉进行询问。问诊时，应首先明确患者的主诉是什么，然后围绕主要矛盾进行分析归纳，初步得出所有可能出现的疾病诊断，再进一步围绕可能的疾病诊断进行询问，以便最终得出准确的临床诊断或印象诊断。

2. 问辨结合

门诊问诊时，多一边问，一边将收集的资料加以分析辨证，缺少哪些方面的证据就进一步询问，做到详而不繁、简而不漏、全面准确。问诊结束时，医生的头脑中就可形成一个清晰的印象诊断或结论。

临床问诊时，为了达到预期的目的，还应注意以下几点。

（1）问诊环境要相对安静，医生要集中注意力，抛开杂念，认真询问，不可敷衍了事。

（2）医生态度要严肃认真，又和蔼可亲，语言要通俗易懂，不可用医学术语去问，必要时启发患者回答，但要避免暗示，以求病情真实。

（3）医生要注意患者的心理活动，帮助患者解除精神负担，树立起战胜疾病的信心，不可出现悲观、惊讶的语言或表情，以免给患者造成精神负担。

（4）对于危重患者，要以抢救为先，急则治标，对症治疗，不要求先确诊再治疗，以免贻误治疗时机。

第1节　问一般项目

一般项目，包括姓名、性别、年龄、民族、职业、婚否、籍贯、单位、住址等。

询问一般情况，可以加强医患联系，并取得与疾病有关的资料，年龄、性别、职业、籍贯等的不同，生理状态和病证也可不同的。如麻疹、水痘、百日咳多见于小儿；青壮年气血充盛，患病以实证多见；老年人体弱久病，患病以虚证多见；妇女除一般疾病外，还有经、带、胎、产等特有疾病。血吸虫病、钩虫病等与出入疫区相关；矽肺、铅中毒、汞中毒则与职业有关。

第2节　问主诉和病史

一、主　　诉

主诉是患者就诊时陈述其感受最明显或最痛苦的主要症状及其持续的时间。主诉通常是患者就诊的主要原因，疾病的主要矛盾。根据主诉可初步判断疾病的范围、类别，病情的轻重缓急，为认识、分析、处理疾病提供重要线索。

一般主诉所包含的症状只能是一个或两三个，不能过多。询问时，需要详细询问主诉特征，如部位、程度、性质、持续时间等。记录主诉时，文字要准确、简洁明了，不能烦锁、笼统、含糊其辞，不能使用正式病名做为主诉，不能记录疾病演变过程。

二、现　病　史

现病史包括疾病（主诉所述的疾病）从起病之初到就诊时病情演变与诊察治疗的全部过程，以及就诊时的全部自觉症状。了解现病史，可以帮助医生分析病情，摸索疾病的规律，为确定诊断提供依据方面有着重要意义。

（1）起病情况。询问起病时间、起病原因或诱因，是否有传染病接触史，起病的轻重缓急，疾病初起的症状及其部位、性质、持续时间及程度等。

（2）病情演变过程。按时间顺序询问从起病到就诊时病情发展变化情况，症状的性质、部位、程度有无变化，变化有无规律，影响变化的原因或诱因等。

（3）诊察治疗过程。询问就诊前曾接受过的诊断、治疗情况及治疗效果和反应等。

（4）现在症状。询问患者目前全部自觉症状，是问诊的主要内容，将另列于后详述。

三、既往史、个人史、家族史

1. 既往史

既往史包括既往健康状况、曾患何病（不包括主诉中所陈述的疾病）、其治疗情况，是否痊愈或留有何种后遗症、传染病史、有无药物或其他过敏史等。对小儿还应注意询问既往预防接种情况。既往的健康与患病情况常常与现患疾病有一定的联系，可作为诊断现有疾病的参考。

2. 个人史

生活史包括患者的生活习惯、经历、饮食嗜好、起居、工作、婚育情况等。妇女应询问月经及生育史。

3. 家族史

家族史，是指患者直系亲属或者血缘关系较近的旁系亲属的患病情况，是否有传染性疾病或遗传性疾病。

第3节 问现在症

问现在症，是指询问患者就诊时的全部症状。症状是疾病病理变化的反映，是临床诊病、辨证的主要依据。问现在症是问诊中重要的一环，为求问得全面准确、无遗漏，一般是以张景岳"十问歌"为顺序。临床问诊时，宜根据患者不同病情，灵活而有主次地进行询问，不可机械套问。

十 问 歌

一问寒热二问汗，

三问头身四问便，

五问饮食六胸腹，

七聋八渴俱当辨，

九问旧病十问因，

再兼服药参机变；

妇女尤必问经期，

迟速闭崩皆可见；

再添片语告儿科，

天花麻疹全占验。

一、问 寒 热

问寒热是询问患者有无冷与热的感觉。寒热的产生，主要取决于病邪的性质和机体的阴阳盛衰两个方面。因此，通过问患者寒热感觉可以辨别病变的寒热性质和阴阳盛衰等情况。

寒与热是临床常见症状，问诊时应注意询问患者有无寒与热的感觉，二者是单独存在还是同时并见，还要注意询问寒热症状的轻重程度、出现的时间、持续时间的长短、临床表现特点及其兼症等。临床常见的寒热症状有以下4种情况：

1. **但寒不热**

患者只有怕冷的感觉而无发热，即为但寒不热，可见于外感表证初起尚未发热之时，或寒邪直中脏腑经络，以及内伤虚证等。根据患者怕冷感觉的不同特点，临床又分为恶风、恶寒、寒战、畏寒等。但寒不热的临床意义见表4-1。

表4-1 但寒不热的临床意义

名称	临床特点	临床意义
恶风	遇风则有怕风战抖的感觉，避风则缓	外感风邪、素体肺卫气虚肌表不固
恶寒	患者时时觉冷，虽加衣覆被近火仍不能缓解	外感病的初起阶段，病性多属实证
寒战	患者恶寒的同时伴有战栗，是恶寒之甚	
畏寒	患者自觉怕冷，但加衣被近火取暖可以缓解	久病阳虚之里虚寒证

应注意，外感病中恶风、恶寒、寒战症状独立存在的时间很短，很快会出现发热症状，成为恶寒发热或寒热往

来。

2. 但热不寒

患者但觉发热而无怕冷的感觉者，称为但热不寒。可见于里热证，根据热势轻重、发热时间长短及其变化规律的不同，分为壮热、潮热、微热。但热不寒的临床意义见表4-2。

表4-2　但热不寒的临床意义

种类		症状特点	临床意义
壮热		身发高热，体温超过39 ℃，持续不退，不恶寒反恶热	里实热证 外感温热病的气分阶段
潮热	阳明潮热	热势较高，日晡时（下午3—5时）热甚	阳明腑实证
	湿温潮热	午后热甚，伴见"身热不扬"	"温病"中的湿温病
	阴虚潮热	夜间热甚，伴"五心烦热"或"骨蒸潮热"	阴虚证
微热		发热时间较长，热势较轻，体温不超过38 ℃，有阴虚微热、气虚微热和郁热之分	温病后期之虚热证

小儿夏季热：小儿在气候炎热时发热不已，至秋凉时不治而愈，亦属微热，是小儿气阴不足（体温调节机能尚不完善），不能适应夏令炎热气候所致。

3. 恶寒发热

恶寒与发热并见，称恶寒发热。它是外感表证的主要症状之一。出现恶寒发热症状的病理变化，是外感表证初起，外邪与卫阳之气相争的反应。询问寒热的轻重不同表现，常可推断感受外邪的性质：

恶寒重，发热轻，多属外感风寒的表寒证。

发热重，恶寒轻，多属外感风热的表热证。

恶寒发热，并有恶风、自汗、脉浮缓，多属外感表虚证。

恶寒发热，兼有头痛、身痛、无汗、脉浮紧是外感表实证。

4. 寒热往来

恶寒与发热交替发作，恶寒、发热界线分明。若恶寒发热发有定时，一日一发或一日数发，可见于温病及疟疾；若恶寒发热发无定时，可见于半表半里证或少阳病。

二、问　汗

"阳加于阴谓之汗"，汗为体内津液，经阳气蒸发从腠理外泄于肌表而成。正常人在剧烈运动、环境或饮食过热、情绪紧张等情况下皆可以出汗，正常汗出有调和营卫、滋润皮肤的作用。

病理情况下，一方面出汗可排出邪气，是机体抗邪的正常反应，另一方面过度出汗可耗伤津液，导致阴阳失衡。由于病邪性质、正气亏损程度不同，可引起不同情况的汗出。故问汗时要询问患者有汗、无汗，汗出的时间、部位、多少，出汗的特点，主要兼症以及汗出后症状的变化。不同出汗情况的临床意义见表4-3。

表4-3 不同出汗情况的临床意义

出汗情况	发汗特点	临床意义
表证有汗	外感病发热恶寒而有汗	中风表虚证或表热证
表证无汗	外感病发热恶寒而无汗	伤寒表实证
里热汗出	高热大汗出而不恶寒者	里热炽盛或外邪入里化热证
里证无汗	久病而无汗	里虚证
自汗	日间汗出，活动更甚，伴气短乏力	气虚、阳虚证
盗汗	入睡后出汗，醒来汗止	阴虚内热或气阴两虚证
战汗	病势沉重，恶寒战栗后汗出	邪正斗争激烈，是病情的转折点
绝汗	病情危重时出现大汗不止	亡阴或亡阳之脱汗

续表

出汗情况	发汗特点	临床意义
头汗	出汗局限于头部	上焦热盛、中焦湿热、虚阳上越
半身汗	身体一半出汗，一半无汗	中风先兆、中风、痿证、截瘫
手足汗	唯手足心多汗	阴经郁热、阳明热盛、中焦湿热
心胸汗	心胸部汗出或多汗	虚证、心脾两虚、心肾不交

冷汗为阳虚，热汗多为外感风热或内热炽盛，黄汗则为风湿热邪交蒸。

三、问 疼 痛

疼痛是临床常见的一种自觉症状，各科均可见到。问诊时，应问清疼痛产生的原因、性质、部位、时间、喜恶等。

1. 疼痛的原因

引起疼痛的原因很多，有外感有内伤，其病机有虚有实。实证多由外邪、痰浊、食积、瘀血等病邪阻滞气血脉络，"不通则痛"，多由气血阴阳亏虚，脏腑经络失于濡养，"不荣则痛"。

2. 疼痛的性质

由于引起疼痛的病因病机不同，其疼痛的性质亦不同，临床可见如下几类。各种疼痛的特点和临床意义见表4-4。

表4-4　各种疼痛的特点和临床意义

疼痛性质	疼痛特点	临床意义
胀痛	痛且有胀感，以胸胁、胃脘、腹部多见	气滞，肝阳上亢或肝火上炎
刺痛	痛如针刺刀扎，痛有定处	瘀血
绞痛	痛势剧烈如刀绞割	瘀血、结石、寒凝或虫积
冷痛	痛有冷感，得温痛减，遇寒则加剧	阳气不足，寒凝筋脉
灼（热）痛	痛有灼热感而喜凉恶热	实热或虚热灼于经络
隐痛	痛势轻微，时痛时止，绵绵不休	气血不足，或阳气虚弱之虚证
走窜痛	疼痛部位游走不定或走窜攻痛	风邪留着之风湿痹证或气滞证

续表

疼痛性质	疼痛特点	临床意义
重痛	痛有沉重感，多见于头部、四肢及腰部	湿证
酸痛	痛有酸软感	湿证，唯腰膝酸痛多属肾虚
掣痛	痛有抽掣感或同时牵引它处而痛	经脉失养或阻滞不通
固定痛	痛处固定不移	寒凝或瘀血
空痛	痛有空虚感，喜温喜按	阳虚、阴虚、血虚或阴阳两虚等证

3. 疼痛部位

询问疼痛的部位，可以判断疾病的位置及相应经络脏腑的变化情况。

（1）头痛。外感、内伤皆可引起头痛。外感多由外邪犯脑，经络郁滞所致，属实证。内伤多由脏腑虚弱，清阳不升，脑腑失养，或肾精不足，髓海不充所致，属虚证。

头痛较剧，痛无休止，并伴有外感表现者，为外感头痛。

头重如裹，肢重者，属风湿头痛。

头痛较轻，病程较长，时痛时止者，为内伤头痛。

头痛隐隐，过劳则甚，属气虚头痛。

头痛隐隐，眩晕面白，属血虚头痛。

头空痛，腰膝酸软，属肾虚头痛。

头痛晕沉，自汗便溏，属脾虚头痛。

头痛如刺，痛有定处，属血瘀头痛。

头痛如裹，泛呕眩晕，属痰浊头痛。

头胀痛，口苦咽干，属肝火上炎头痛。

头痛，恶心呕吐，心下痞闷，食不下，属食积头痛。

头部不同部位的疼痛，一般与经络分布有关，如头颈痛属太阳经病，前额痛连眉棱骨属阳明经病，头两侧痛属少阳经病，巅顶痛属厥阴经病，头痛连齿属少阴经病。

（2）胸痛。胸居上焦，内藏心肺，所以胸痛以心肺病变居多。胸痛总因胸部气机不畅所致。胸痛兼发热，咳喘，吐黄痰，属热邪壅肺证；胸痛，潮热盗汗，咳痰带血者，属肺阴虚证；胸闷咳喘，痰白量多者，属痰湿犯肺；胸胀痛，走窜，太息易怒者，属肝气郁滞；胸痛憋闷，痛引肩臂者，为胸痹；胸背彻痛剧烈如刀绞，面色青灰，脉微欲绝者，为真心痛。

（3）胁痛。胁为肝胆所居，又是肝胆经脉循行分布之处。故胁痛多属肝胆及其经脉的病变。两胁胀痛，太息易怒者，为肝气郁结；胁肋灼痛，为肝火郁滞；胁肋胀痛，身目发黄，多为肝胆湿热，可见于黄疸病；胁部刺痛，固定不移，为瘀血阻络。

（4）胃脘痛。胃脘痛即指胃痛而言。凡寒、热、食积、气滞等病因及机体脏腑功能失调累及于胃，皆可影响胃的气机通畅，而出现实证胃痛。虚证胃痛则包含胃脘隐痛、呕吐清水之胃阳虚证，和胃脘灼痛嘈杂、饥不欲食之胃阴虚证。

（5）腹痛。腹痛多为肠病、虫积、疝气、妇科疾病。脐以下部位疼痛为小腹痛，多属膀胱、大小肠及子宫病变；小腹两侧疼痛，为少腹痛，多属肝经病变、疝气，肠痈，妇科疾病。

（6）腰痛。腰部冷痛，以脊骨痛为主，活动受限，多为寒湿痹证。腰部冷痛或隐痛，小便清长，属肾虚。腰部刺痛，固定不移，属闪挫跌扑瘀血。此外，还应注意肌肉、关节、神经病变所致腰痛。

（7）背痛。如背痛连及头项，伴有外感表证，是风寒之邪客于太阳经；背冷痛伴畏寒肢冷，属阳虚。脊骨空痛，不可俯仰，多为精气亏虚，督脉受损。

（8）四肢痛。四肢痛，多由风寒湿邪侵犯经络、肌肉、关节，阻碍气血运行所致痹症。

四肢关节痛，游走窜痛，多为风痹；四肢关节痛，周身困重多为湿痹；四肢关节疼痛剧烈，得热痛减为寒痹；四肢关节灼痛，喜冷，或有红肿，多为热痹；足跟或胫膝隐隐而痛，多为肾虚；独见足大趾红肿热痛，多为痛风。

（9）周身痛。新病周身酸重疼痛，多伴有外感表证，属外邪束表；久病卧床周身疼痛，属气血亏虚，经脉不畅。

4. 疼痛的程度、时间、喜恶

新病疼痛，痛势剧烈，持续不减，痛而拒按者，多属实证；久病疼痛，痛势较轻，时痛时止，痛而喜按者，多属虚证或虚实夹杂证；痛而喜温者，多为寒证；痛而喜凉者，多为热证。

四、问周身其他不适

问周身其他不适，是指询问周身各部，除疼痛以外的其他症状。常见头晕、目眩、目涩、视力减退、耳鸣、耳聋、重听、胸闷、心悸、腹胀、麻木等。临床问诊时，要询问有无其他不适症状及症状产生有无明显诱因、持续时间长短、表现特点、主要兼症等。

1. 头晕

患者自觉视物昏花旋转，轻者闭目可缓解，重者感觉天旋地转，不能站立，闭目亦不能缓解。因外邪侵入或脏腑功能失调引起经络阻滞，清阳之气不升或风火上扰，造成邪犯脑府或脑府失养而头晕。临床常见风火上扰头晕、阴虚阳亢头晕、心脾血虚头晕、中气不足头晕、肾精不足头晕和痰浊中阻头晕等。

2. 胸闷

胸部有堵塞不畅，满闷不舒，为胸闷，亦称"胸痞""胸满"。胸闷心悸气短者，多属心气不足或心阳不振；胸闷咳喘痰多者，多属痰湿内阻，肺气壅滞；胸闷心痛如刺者，多属心血瘀阻。

3. 心悸怔忡

正常条件下，患者自觉心跳异常，心慌不安，为心悸。因惊而悸，为惊悸。心悸与惊悸进一步发展，心中悸动较剧，上致心胸，下致脐腹，持续时间较长，病情较重，为怔忡。心悸怔忡常因精神刺激、外邪入侵、内生痰饮、水气、瘀血阻络而发。

4. 腹胀

引起腹胀的病因很多，其证有虚、有实、有寒、有热，其病机总以气机不畅为主，虚则气不运，实则气郁滞。

脘痞胀满，多属脾胃病变、饮食伤胃，伴嗳腐吞酸为食积胃脘；伴食少便溏为脾胃气虚；伴饥不欲食、干呕为胃阴亏虚。

胁下胀满，多属肝胆病变；伴易怒满、脉弦为肝气郁结；伴口苦苔黄腻为肝胆湿热；伴肋间饱满、咳唾引痛为饮停胸胁。

5. 麻木

肌肤知觉减弱或消失，多见于头面四肢部，亦称"不仁"。多因气血不足或风痰湿邪阻络、气滞血瘀等引起经脉失养所致。

6. 眼目症状

（1）目痛。目痛而赤，属肝火上炎；目赤肿痛，羞明多眵，多属风热；目痛较剧，伴头痛，恶心呕吐，瞳孔散大，多是青光眼；双目隐痛，时作时止，多为阴虚火旺。

（2）目眩。视物昏花迷乱，或眼前有黑花闪烁，多因肝肾阴虚，肝阳上亢，肝血不足，或气血不足，目失所养而致。

（3）目涩。眼目干燥涩滞，或似有异物入目等不适，伴有目赤，流泪，多属肝火上炎所致。若伴久视加重，闭目静养减轻，多属血虚阴亏。

（4）雀目。一到黄昏视物不清，至天明视觉恢复正常，又称夜盲，多因肝血不足或肾阴损耗，目失所养而致。

7. 耳部症状

（1）耳鸣。患者自觉耳内鸣响，如闻蝉鸣或潮水声，或左或右，或两侧同时鸣响，或时发时止，或持续不停，为耳鸣。若暴起耳鸣声大，用手按之鸣声不减，属实证，多因肝胆火盛所致；若渐觉耳鸣声小，以手按之鸣声减轻，属虚证，多由肾虚精亏，耳失所养而成。

（2）耳聋。患者听觉丧失，常由耳鸣发展而成。一般而言，虚证多而实证少，实证易治，虚证难治。新病突发耳聋多属实证，因邪气蒙蔽清窍所致；渐聋多属虚证，多因脏腑虚损，清窍失养而成。

（3）重听。听声不清，常引起错觉，是听力减退的表现。多因肾虚或风邪外入所致。

五、问饮食与口味

主要是询问口渴与饮水、食欲与食量、喜冷与喜热，口中味觉及气味等。可知脾胃强弱与津液盈亏。

（一）口渴与饮水

询问患者口渴与饮水情况，可以了解患者津液的盛衰和输布情况以及病证的寒热虚实。

（1）口不渴：为津液未伤，见于寒证、湿证或无明显热邪之证。

（2）口渴：口渴总由津液不足或输布障碍所致。临床症状与原因见表4-5。

表4-5　口渴症状与原因

症状	原因
口微渴，兼发热、咽痛不适	外感温病初期，伤津较轻
口大渴，兼身大热、汗出、脉洪大	阳明经证，津液大伤
口渴多饮、多食易饥、小便量多、体渐消瘦	消渴病，津液不化而下泄

续表

症状	原因
渴喜热饮，饮水不多	痰饮内停，阳虚水津不能上承
渴不多饮，兼身热不扬，苔黄腻	湿热证，津液气化障碍；或温病营分证
渴欲饮水，饮入即吐	水饮停胃之水逆证
呕吐后欲饮水	津液大伤
口干，但欲漱水不欲咽	瘀血内阻

（二）食欲与食量

询问患者的食欲与食量，可以判断患者脾胃功能的强弱，疾病的轻重及预后。

1. 食欲减退与厌食

新病多为伤食、食滞或外感夹湿而致脾胃气滞；久病多为脾胃虚弱。

（1）食欲减退，患者不欲食，食量减少，多见于脾胃气虚、湿邪困脾。

（2）厌食，多因伤食而致。若妇女妊娠初期，厌食呕吐者，为妊娠恶阻。

（3）饥不欲食，是患者感觉饥饿而又不想进食，或进食很少，亦属食欲减退范畴，可见于胃阴不足证。

2. 食欲增强

患者食欲亢进，食量增大，食后不久即感饥饿，又称为"消谷善饥"，临床多伴有身体逐渐消瘦等症状，可见于胃火亢盛、胃强脾弱等证，亦可见于消渴病。

3. 偏嗜

指嗜食某种食物或某种异物。小儿异嗜，喜吃泥土、生米等异物，多属虫积。

（三）口味

口味，指患者口中的异常味觉。口淡乏味，多为脾胃气虚或阳虚而致；口甜，多见于脾胃湿热证。口粘腻，多属湿困脾胃；口中泛酸，多见于肝胆蕴热；若口中酸腐，多见于伤食；口苦，多属热证，如肝胆郁热；口咸，多属肾虚或寒证；口臭多属胃火炽盛。

六、问 二 便

询问二便的情况可以判断机体消化功能的强弱，津液代谢的状况，同时也是辨别疾病的寒热虚实性质的重要依据。主要询问患者大小便的性状、颜色、气味、便量多少、排便的时间、两次排便的间隔时间、排便时的感觉及排便时伴随症状等。

（一）问大便

正常人一般一日或两日大便一次，色黄形软，排便通畅。病理状况下，气血津液失调，脏腑功能失常，可使排便次数和排便感觉等出现异常。

1. 便次异常

（1）便秘：即大便秘结，指粪便在肠内滞留过久，排便间隔时间延长，便次减少，排便困难。新病便秘伴见腹痛或发热，多为胃肠积热，气机郁滞；久病、老年人或产后便秘，多为气血津亏或气阴两虚。

（2）溏泻：又称"便溏"或"泄泻"，即大便稀软不成形，甚则呈水样，排便间隔时间缩短，便次增多。可见于脾虚、肾阳虚、肝郁乘脾、伤食、湿热蕴结大肠，感受外邪等证。新病泻急多属实证；久病泻缓多属虚证。若泻下黄糜伴腹痛、肛门灼热，多属湿热所致；黎明前腹痛泄泻，泄后则安，伴形寒肢冷、腰膝酸软，为"五更泄"，多为肾虚命门火衰所致；大便中有未消化的食物，称"完谷不化"，多为脾胃虚寒或命门火衰所致；大便中夹有脓血黏液，多见于痢疾。

（3）溏结不调：即大便时干时稀，或先干后溏，多为脾胃虚弱，肝郁不调。

2. 排便感觉异常

（1）肛门灼热：排便时肛门有烧灼感，可见于湿热泄泻、暑湿泄泻等。

（2）排便不爽：腹痛且排便不通畅，有滞涩难尽感，可见于肝郁犯脾、伤食泄泻、湿热蕴结等。

（3）里急后重：腹痛窘迫，时时欲泻，肛门重坠，便出不爽，为痢疾的主症。多因湿热之邪内阻，肠道气滞所致。

（4）滑泻失禁：久泻不愈，大便不能控制，滑出不禁，又称"大便失禁"。多见于脾阳虚衰、肾阳虚衰，或脾肾阳衰等所致肛门失约。

（5）肛门气坠：肛门有重坠向下之感，甚则脱肛。多因脾气虚衰，中气下陷而致。多见于久泻、久痢不愈。

（二）问小便

正常情况下，一昼夜排尿量为1 000～1 800毫升，尿次白天3～5次，夜间0～1次；排尿次数、尿量，可受饮水量、气温、出汗、年龄等因素的影响而略有不同。病理状况下可因机体的津液不足、气化失常、水饮停留等因素，导致排尿次数、尿量、颜色及伴随症状出现异常。

1. 尿量异常

（1）尿量增多：小便清长、畏寒肢冷，可见于下焦虚寒；多饮、多食、多尿，多为消渴病。

（2）尿量减少：尿少伴色黄、面红身热，多为热盛伤津；尿少伴身肿，多为水湿内停之水肿病。

2. 排尿次数异常

（1）排尿次数增多：又叫小便频数，新病尿频、尿急、尿短赤，多见于下焦湿热，若伴尿血、砂石等多为淋证。久病尿频、尿清长、夜尿增多，多为下焦虚寒、肾气不固。

（2）排尿次数减少：可见于癃闭，在排尿异常中介绍。

3. 排尿异常

指排尿感觉和排尿过程发生变化，出现异常情况，如尿痛、癃闭、尿失禁、遗尿等。

（1）小便涩痛：排尿不畅，伴急迫灼痛，多为湿热下注之淋证。

（2）癃闭：小便不畅，点滴而出为癃；小便不通，点滴不出为闭，统称"癃闭"。实证多为湿热蕴结、肝气郁结或瘀血、结石阻塞尿道而致；虚证多为年老气虚、肾阳虚衰，膀胱气化不利而致。

（3）余沥不尽：小便后点滴不尽，尿后余沥，多为老年久病体衰之肾气不固所致。

（4）小便失禁：小便不能随意识控制而自行遗出，多为肾气不固、下焦虚寒。若患者神志昏迷，而小便自遗，则病情危重。

（5）遗尿：睡眠中小便自行排出，俗称尿床，多见于儿童，或肾阴、肾阳不足、脾虚气陷患者。

七、问 睡 眠

睡眠与人体卫气循行和阴阳盛衰有关。问睡眠，应了解患者有无失眠或嗜睡、睡眠时间的长短、入睡难易、有梦无梦等。临床常见的睡眠失常有失眠、嗜睡。

1. 失眠

失眠又称"不寐""不得眠"，其病机是阳不入阴，神不守舍。

夜睡不安、心烦易醒、口舌生疮、舌尖红赤，为心火亢盛；失眠伴头晕、心烦、腰酸、耳鸣，为心肾不交；失眠伴纳呆、乏力、腹胀、便溏，为心脾两虚；辗转反侧，睡卧不安稳，伴不思饮食、脘腹胀满、嗳腐吞酸，为食积；惊悸不寐（时时惊醒），兼有情绪抑郁或心烦易怒，胁肋胀满或痛等，为胆郁痰扰。

2. 嗜睡

嗜睡，又称多眠，指神疲困倦，经常不自主地入睡，多为神气不足、湿邪困阻、清阳不升；热证出现神识朦胧，昏睡不醒，多见于温热病，邪陷心包之证；重病之后，精神疲惫而嗜睡，多为重症危象。

八、问经带胎产

妇女有月经、带下、妊娠、生育等生理特点，发生疾病时，常能引起上述方面的病理改变。因此，对青春期开始之后的女性患者，除了一般的问诊内容外，还应注意询问其经、带等情况，作为妇科或一般疾病的诊断与辨证依据。

（一）问月经

注意询问初潮年龄、停经年龄、末次月经日期，月经的周期、行经的天数，月经的量、色、质及月经时伴见症

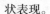

状表现。

1. 经期

月经的周期，指每次月经间隔的时间，一般为28～32天。经期异常主要表现为月经先期、月经后期和月经先后不定期。

（1）月经先期：月经周期提前八九天以上。量多、色红、质稠，多为血热妄行；量少色淡、质稀、经后腹痛，多为气虚不摄。

（2）月经后期：月经周期错后八九天以上。经血色暗、有血块伴痛经，多为血瘀或血寒；经量少、色淡，多为血虚；经量多而色淡多为气虚。

（3）月经先后不定期：月经提前与错后不定，相差时间多在八九天以上，又称月经紊乱。多伴有痛经或经前乳房胀痛，属肝气气滞。

2. 经量

月经出血量，称为经量，一般平均为50毫升左右，可略有差异。经量的异常主要表现为月经过多和月经过少。

（1）月经过多：每次月经量超过100毫升，若量多、色红、势急，多属血热；量多、色暗、势缓，多属瘀血内阻；若量多、色淡、势缓，多属气虚不摄。

（2）月经量少：每次月经量少于30毫升，若量少色淡，多属寒凝、肾虚，胞宫失养；若量少色暗，多属血瘀经行不畅。

3. 崩漏

指妇女不规则的阴道出血。多因血热、脾虚、肾虚或血瘀，冲任受损，不能约束经血所致。量多、色红、病势急，多为血崩，属实证；量少、色淡、病势缓，多为经漏，属虚证。

4. 经闭

成熟女性，月经未潮，或来而中止，停经3个月以上，又未妊娠者，称闭经或经闭。经闭可因血枯、血瘀、血痨、肝郁所致。若经行而突然停止，需问有无受寒或郁怒太过。闭经应注意与妊娠、哺乳、绝经等生理性闭经区别。

5. 经行腹痛

月经期，或行经前后，出现小腹部疼痛，又称痛经。若行经腹痛，痛在经前者属实，痛在经后者属虚。小腹胀痛、经行不畅、脉弦为气滞血瘀；小腹冷痛、经暗量少、脉沉为寒凝胞宫；小腹隐痛、经后痛甚、腰膝酸痛、脉弱为肝肾亏虚、精血不充。

（二）问带下

应注意量的多少，色、质和气味等。

带下色白量多，淋漓不绝，清稀如涕，多属寒湿下注；带下色黄，黏稠臭秽，多属湿热下注；若白带中混有血液，为赤白带，多属肝经郁热。

九、问 小 儿

小儿科古称"哑科",不仅问诊困难,而且不一定准确。问诊时,若小儿不能述说,可以询问其亲属。问小儿,除了一般的问诊内容外,还要注意询问出生前后情况、喂养情况、生长发育情况及预防接种情况、传染病史及家族史等。

第5章 切 诊

切诊包括脉诊和按诊两部分内容,脉诊是按脉搏,体察脉动应指的形象;按诊是在患者身躯上一定的部位进行触、摸、按、压,以了解疾病的内在变化或体表反应,从而获得辨证资料的一种诊断方法。

第1节 脉 诊

脉诊,是医者以指腹切按患者动脉,根据脉搏应指的形象(即脉象)来诊察病情、辨别病证的诊察方法,是中医学一种独特的诊断疾病的方法。

一、脉象形成的原理

脉象即脉动应指的形象,其产生与心脏搏动、心气盛衰、脉道通利及气血盈亏直接相关,且需要各脏腑密切配合。心与脉是脉象形成的主要脏器,气与血是脉象形成的物质基础。

心主血脉,包括"血"和"脉"两个方面,脉为血之府,与心相连,心脏有规律的搏动,推动血液在脉管内运行,脉管也随之产生节律性搏动(心动应脉,脉动应指);肺主气朝百脉,循行全身的血脉汇聚于肺,而气对血有运行、统摄、调节作用;脾主统血,为气血生化之源,"脉以胃气为本";肝藏血,主疏泄,可调节循环血量；肾藏精，为元气之根本，是脏腑功能活动的原动力，且精可化生血，肾气充盛则脉重按不绝，尺脉有力，"有根"。可见，只有脏腑相互协作，气血充盈，血脉才能得以畅通，贯通全身，内连脏腑，外达肌表，环周不休。

脉象能够客观地反映机体脏腑功能、气血、阴阳的综合信息，根据脉象的变化，以推测病位、病性、邪正盛衰及疾病变化、预后情况。

二、诊脉的部位

诊脉部位包括遍诊法、三部诊法、寸口诊法，前两种诊脉的部位，后世已少采用，自晋以来，普遍选用的切脉部位是寸口。

1. 遍诊法

又称三部九候诊法，见于《素问·三部九候论》，切脉的部位有头（上）、手（中）、足（下）三部，三部又各分为天、地、人三候。

2. 三部诊法

见于汉代张仲景所著的《伤寒杂病论》。三部，即人迎（颈侧动脉）、寸口、趺阳（足背动脉）。

3. 寸口诊法

始见于《内经》，主张独取寸口是《难经》，直至晋代王叔和的《脉经》，才推广了独取寸口的诊脉方法。寸口又称脉口、气口，其位置在腕后一寸桡骨茎突内侧的一段桡动脉搏动处。

（1）诊脉独取寸口的原理：一是寸口为手太阴肺经之原穴位置，是脉之大会，五脏六腑十二经脉气血皆通过百脉朝会于肺，故脏腑气血之病变可反映于寸口脉象；二是手太阴肺经起于中焦，与脾经同属太阴，二经之气相通，故胃气强弱及宗气之盛衰可以反映于寸口脉象。

（2）分部：寸口脉分寸、关、尺三部，以腕后高骨（桡骨茎突）为关位，关前（腕端）为寸位，关后（肘端）为尺位。两手各分寸、关、尺三部，共六部脉（如图5-1）。寸、关、尺三部又可分浮、中、沉三候，是寸口诊法的三部九候，与遍诊法的三部九候同名而异实。

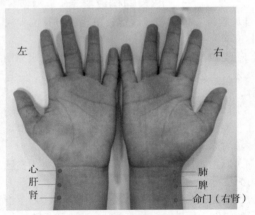

图5-1 寸口诊脉法示意图

（3）寸、关、尺分候脏腑，历代医家说法不一，目前多采用表5-1的说法。

表5-1 寸、关、尺分候脏腑

寸口	寸	关	尺
左	心与膻中	肝胆与膈	肾、膀胱、小肠
右	肺与胸中	脾胃	肾、命门、大肠

三、脉象的构成要素

（1）脉位。指脉动显现部位的浅深。脉位表浅为浮脉；脉位深沉为沉脉。

（2）至数。指脉搏的频率。中医以一个呼吸周期的一呼一吸为"一息"。一息脉来四至五至为平脉，一息六至为数脉，一息三至为迟脉。

（3）脉长。指脉动应指的轴向范围长短。即脉动范围超越寸、关、尺三部称为长脉；应指不及三部，但见关部或寸部者均称为短脉。

（4）脉力。指脉搏的强弱。脉搏应指有力为实脉，应指无力为虚脉。

（5）脉宽。指脉动应指的径向范围大小，即手指感觉到脉道的粗细。脉道宽大的为大脉，狭小的为细脉。

（6）流利度。指脉搏来势的流利通畅程度。脉来流利圆滑者为滑脉；来势艰难，不流利者为涩脉。

（7）紧张度。指脉管的紧急或弛缓程度。脉管绷紧为弦脉；弛缓为缓脉、濡脉。

（8）均匀度。一是脉动节律是否均匀；二是脉搏力度、大小是否一致。

诊脉掌握上述八个构成要素，就能知常识变，逐步学会辨别各种脉象的形态特征。

四、诊脉方法和注意事项

1. 时间

诊脉的时间最好是清晨，因清晨患者脉象不受饮食、活动等各种因素的影响，体内外环境相对安定，脉象能够相对客观地反映机体的生理病理情况。一般来说，并非必须清晨诊脉，但要求诊室安静，患者在诊脉之前休息片刻，使气血平静，医者也要平心静气，然后开始诊脉。在特殊的情况下应随时随地诊察患者不必拘泥于这些条件。诊脉的时间以大于三分钟为宜，一是有利于仔细辨别脉象有无节律的改变；同时初诊和久按的指感有所不同，需要详细体察，不可草率从事。

2. 体位

患者取坐位或仰卧位，手臂自然平放和心脏同一水平，直腕仰掌，并在腕关节背垫上脉枕，使气血运行无阻，便于诊察脉象。

3. 指法

医者和患者侧向坐，用左手按诊患者的右手，用右手按诊患者的左手。诊脉下指时，首先用中指按在掌后高骨内侧关脉位置，接着用食指定寸位，无名指定尺位，布指的疏密要和患者的身高臂长相适应。位置放准之后，三指应呈弓形，指头平齐，以指腹接触脉体。诊小儿脉可用"一指（拇指或食指）定三关法"，而不细分三部，因小儿寸口部短，不容三指定寸关尺。

诊脉时运用指力的轻重和挪移等方法以探索脉象。指力较轻按在皮肤上叫"举法"，又叫浮取或轻取；指力较重按在筋骨间叫"按法"，又称沉取或重取；指力不轻不重，挪移指位，内外推寻叫"寻法"，又称"中取"。诊脉须注意举、按、寻之间的脉象变化。三指平布同时用力按脉，称为总按；用一指诊察其中一部脉象，称单按。临床上总按、单按常配合使用，这样对比的诊脉方法，颇为实用。单按分候寸口三部，以察病在何经何脏，总按以审五脏六腑的病变。

4. 平息

一呼一吸称一息，诊脉时，医者的呼吸要自然均匀，用一呼一吸的时间去计算患者脉搏的至数，如正常脉象及病理性脉象之迟、数、缓、疾等脉，均以息计。平是平调之意，要求医者在诊脉时，思想集中，全神贯注。故平息除了以"息"计脉之外，还要做到虚心而静，全神贯注。

五、正常脉象

正常脉象古称平脉、常脉，是健康无病之人的脉象。正常脉象的形态是寸、关、尺三部有脉，一息四至（闰以太息五至，相当72～80次／分），不浮不沉，不大不小，不快不慢，从容和缓，柔和有力，节律一致，尺脉沉取有一定力量，并随生理活动和气候环境的不同而有相应的正常变化。

1. 正常脉象有"胃""神""根"三个特点

有胃：脉位居中，不浮不沉；脉率均匀，不快不慢，脉力充盈，不强不弱；脉道适中，不大不小；脉象和缓，节律一致，是为有胃气。即使是病脉，但有徐和之象者，也为有胃气。

有神：脉来应指有力柔和，节律整齐。

有根：三部脉沉取有力，或尺脉沉取不绝的脉象。若脉象浮大散乱，按之则无，则为无根之脉，为元气离散，标志病情危笃。

胃、神、根从不同侧面强调正常脉象的必备条件，三者相互补充，不可截然分开。脉有无胃气、神之盛衰，对判断疾病凶吉预后有重要的意义。但必须结合声、色、形三者，才能做出正确的结论。

2. 正常脉象随人体内外因素的影响而有相应的生理性变化

四时气候：平脉有春弦、夏洪、秋浮、冬沉的变化。

地理环境：南方地处低下，气候偏温，空气湿润，人体肌腠疏松，故脉多细软或略数；北方地势高，空气干燥，气候偏寒，人体肌腠紧缩，故脉多表现沉实。

性别：妇女脉象较男子濡弱而略快，妊娠后，脉常见滑数而冲和。

年龄：年龄越小，脉搏越快，婴儿脉搏120～140次/分；五六岁幼儿脉搏90～110次/分；青年体壮脉搏有力；老人气虚体弱，脉搏较弱。

体格：身材高大者脉位较长；矮小者脉位较短；瘦人脂肪薄，脉常浮；胖人脂肪厚，脉常沉。

情志：情志变化能引起脉象的变化，但当情志恢复平静之后，脉象也就恢复正常。如怒则伤肝而脉急，喜则伤心而脉缓，惊则气乱而脉动等。

劳逸：剧烈运动或远行，脉多快而有力；脑力劳动者，脉多弱于体力劳动者。

饮食：饭后、酒后脉多数而有力；饥饿时稍缓而无力。

此外，少部分人，因桡动脉解剖位置的变异而出现寸口不见脉，而从尺部斜向手背，称斜飞脉；或脉出现于寸口的背侧，则称反关脉。

六、病理性脉象及其临床意义

疾病状态下，脉象的变化反映疾病的变化，叫作病脉。一般来说，除了正常生理变化范围以及个体生理特异之外的脉象，均属病脉。脉学专著包括《脉经》《景岳全书》《濒湖脉学》《诊家正眼》等，虽病脉的种类及命名不尽相同，但脉象主要通过位、数、形、势四方面来体察。"位"分浮沉，"数"分迟数，"形"分粗细长短，"势"辨虚实。临床常见病脉及临床意义分述如下。

1. 浮脉

【脉象】轻取即得，重按稍减而不空，举之泛泛而有余，如水上漂木。

【主病】表证、虚证。

【脉理】浮脉主表，反映病邪在经络肌表部位，邪袭肌腠，卫阳奋起抵抗，脉气鼓动于外，脉应指而浮，故浮而有力。

【相类脉象】

（1）散脉：浮大无根，应指散漫，节律不齐，"散似杨花无定踪"。主元气耗散、病情危重。

（2）芤脉：浮大中空，如按葱管。主失血过多，津液大伤。

2. 沉脉

【脉象】轻取不应，重按乃得，如石沉水底。

【主病】里证。亦可见于无病之正常人。

【脉理】病邪在里，正气相搏于内，气血内困，故脉沉而有力，为里实证；若脏腑虚弱，阳气衰微，气血不足，无力统运营气于表，则脉沉而无力，为里虚证。

【相类脉象】

（1）伏脉：比沉脉显现部位更深，重按筋骨始得。常见于邪气内闭或剧烈疼痛或厥证。

（2）牢脉：脉形沉、实、大、弦、长，坚牢不移。"牢"者，深居于内，坚固牢实之义。见于阴寒内盛，疝气癥积之实证。

3. 迟脉

【脉象】脉来迟慢，一息不足四至（相当于每分钟脉搏60次以下）。

【主病】寒证。迟而有力为寒痛冷积，迟而无力为虚寒。久经锻炼的运动员，脉迟而有力，则不属病脉。

【脉理】迟脉主寒证，由于阳气不足，鼓动血行无力，故脉来一息不足四至。若寒邪凝滞，血行不畅，脉迟而有力；若阳虚内寒，脉多迟而无力。

【相类脉象】

缓脉：一息四至（60～72次/分），不快不慢，不强不弱，脉来和缓，脉的硬度、张力适中。见于健康人，亦见于湿邪困遏、脾虚气血不足或病后复原。

4. 数脉

【脉象】一息脉来五至以上。

【主病】热证。有力为实热，无力为虚热。

【脉理】邪热内盛，气血运行加速，故见数脉。因邪热盛，正气不虚，正邪交争剧烈，故脉数而有力，主实热证。若久病耗伤阴粗，阴虚内热，则脉虽数而无力。

【相类脉象】

疾脉：一息七八至（每分钟120～160次/分），多见于阴液枯竭，虚阳外越，元气欲脱之证。

5. 滑脉

【脉象】往来流利，如珠走盘，应指圆滑。

【主病】痰饮、食积、实热。

【脉理】邪气壅盛于内，正气不衰，气实血涌，故脉往来甚为流利，应指圆滑。气血充盛的正常人有时可见此脉，妇女妊娠多见滑脉，是气血充盛而调和的表现。

【相类脉象】

动脉：脉形如豆，见于关部，滑数有力，具有滑、数、短三种脉象的点。常见于惊恐、疼痛等证。

6. 涩脉

【脉象】迟细而短，往来艰涩，极不流利，如轻刀刮竹。

【主病】精血亏少，气滞血瘀，挟痰，挟食。

【脉理】精伤血少津亏，不能濡养经脉，血行不畅，脉气往来艰涩，故脉涩而无力；气滞血瘀、痰、食胶固，气机不畅，血行受阻，则脉涩而有力。

7. 弦脉

【脉象】端直且长，如按琴弦。

【主病】肝胆病，痰饮，痛证，疟疾。

【脉理】弦是脉气紧张的表现。肝主疏泄，调物气机，以柔和为贵，若邪气滞肝，疏泄失常，气郁不利则见弦脉。诸痛、痰饮，气机阻滞，阴阳不和，脉气因而紧张，故脉弦。疟邪为病，伏于半表半里，少阳枢机不利而见弦脉。

【相类脉象】

（1）紧脉：脉来绷急，应指有力，如牵绳转索，按之左右弹指。主表寒证，痛证及宿食。

（2）革脉：浮而搏指，中空外坚，如按鼓皮。多见于精血大伤。

8. 洪脉

【脉象】洪脉极大，状若波涛汹涌，来盛去衰，脉形宽，波动大。

【主病】里热证

【脉理】洪脉的形成，由阳气有余、气壅火亢、内热充斥，致使脉道扩张，气盛血涌，故脉见洪象。

【相类脉象】

（1）长脉：脉动应指的范围超过寸、关、尺三部。主阳证、热证、实证。

（2）大脉：脉形大，而无来盛去衰之势。多是病势进展之象，大而有力则病进，大而无力主正虚。

9. 细脉

【脉象】脉细如线，脉形窄，波动小，但应指明显。

【主病】气血两虚，诸虚劳损，湿证。

【脉理】细为气血两虚所致，营血亏虚不能充盈脉道，气不足则无力鼓动血液运行，故脉体细小而无力。湿邪阻压脉道，伤人阳气也见细脉。

【相类脉象】

（1）濡脉：浮而细软，应指少力，轻手相得，重按不显，如帛在水中。主虚证或湿困。

（2）弱脉：沉细而软，应指无力。主阳气虚衰或气血俱虚。

10．虚脉

【脉象】三部脉会之无力，按之空虚，应指松软。

【主病】虚证，多为气血两虚。

【脉理】气虚不足以运其血，故脉来无力，血虚不足充盈脉道，故按之空虚。由于气虚不敛而外张，血虚气无所附而外浮，脉道松弛，故脉形大而势软。

【相类脉象】

（1）微脉：极细极软，按之欲绝，若有若无。为阴阳气血虚衰之象。

（2）短脉：首尾俱短，脉动应指不满寸关尺三部，多在寸部或关部，尺部常不显。主气虚或气郁。

11．实脉

【脉象】三部脉举按均有力。

【主病】实证，亦见于正常人。

【脉理】邪气亢盛而正气不虚，邪正相搏，气血壅盛，脉道紧满，故脉来应指坚实有力。

12. 促脉

【脉象】脉来急数，间有不规则遏止。

【主病】阳热亢盛，气血痰食郁滞。

【脉理】阳热盛极，或气血痰饮，宿食郁滞化热，正邪相搏，血行急速，故脉来急数。邪气阻滞，阴不和阳，脉气不续，故时一止，止后复来，指下有力，止无定数。

13. 结脉

【脉象】脉来较缓，间有不规则停歇。

【主病】阴盛气结，寒痰血瘀，症瘕积聚。

【脉理】阴盛气机郁结，阳气受阻，血行瘀滞，故脉来缓急，脉气不相顺接，时一止，止后复来，止无定数，常见于寒痰血瘀所致的心脉瘀阻证。脉结而无力为气血虚衰，见于虚劳久病及各类心脏病所致的心律不齐。

14. 代脉

【脉象】脉来时见一止，有规律性的遏止，良久来。

【主病】脏气衰微，风证，痹证疼痛。

【脉理】脏气衰微，气血亏损，以致脉气不能衔接而遏止，不能自还，良久复动。风证、痛证见代脉，因邪所犯，阻于经脉，致脉气阻滞，不相衔接为实证。可见于心律失常的二联律、三联律等。

促、结、代三脉在病脉中具有一定的特殊性，多见于心脏功能性或器质性病变，其脉象特征与临床意义异同，见表5-2。

表5-2 促、结、代三脉的异同

名称	共同点	区别	主证
促脉		脉来急促，遏止不规律	多主阳盛之证
结脉	有歇止	脉来缓慢，遏止不规律	多主阴盛气结
代脉		脉来迟缓，遏止有规律	多主脏气衰微

上述脉象形态特征，既有个性，也有共性。如浮脉、洪脉、濡脉、散脉、芤脉、革脉的共性是其脉皆浮；沉脉、伏脉、牢脉、弱脉的共性为其脉皆沉；迟脉、缓脉、涩脉、结脉的共性为其脉皆迟；数脉、疾脉、促脉、动脉的共性为其脉皆数；虚脉、微脉、细脉、代脉、短脉的共性为其脉皆虚；实脉、长脉、滑脉、弦脉、紧脉的共性为其脉皆实。在同类脉象的比较中，识别共性与个性，可以进一步加深理解和记忆（表5-3）。

表5-3 常见病脉的特征及临床意义

名称	脉象特征	主要临床意义
	浮	
浮脉	轻取即得，如水漂木	表证，亦见虚阳外越
洪脉	脉形宽大有力，如波涛汹涌，来盛去衰	热盛，慢性病见此为逆证
濡脉	浮细而软，轻手可得，重按不显	气血不足，湿困
散脉	浮而无力，重按无根	元气离散，脏腑之气将绝
芤脉	浮大中空，重按无力，状如葱管	失血，津液大伤
革脉	浮而搏指，中空外坚，即芤、弦脉并见	亡血，失精
	沉	
沉脉	轻取不应手，重按始得	里证
伏脉	重按推筋着骨始得，比沉脉更沉	邪闭，厥证，痛极，阳衰
牢脉	沉而实大弦长，即沉、弦、实三脉并见	阴寒内盛，症瘕，疝气
弱脉	沉细而软，应指无力	阳气虚衰，气血俱虚

续表

名称	脉象特征	主要临床意义
	迟	
迟脉	一息不足四至	寒证，阳虚
缓脉	一息四至或略少于四至，脉来和缓	多为正常脉。亦主湿证，病后元气恢复
涩脉	形细而行迟，涩滞不畅，如刀刮竹	伤精失血，气滞血瘀，痰湿内停
结脉	脉来缓慢，不规律的间歇	阴盛寒积，气血瘀滞
	数	
数脉	一息六至以上	热证
疾脉	一息七至以上，脉来急疾	阴液枯竭，元气将脱
动脉	一息六至以上，脉形短滑，跳动如豆状，即滑、短、数三脉并见，见于关部	妊娠，痛症，惊证
促脉	脉来急数，不规则的间歇	阳盛热实或气血痰食停滞
	虚	
虚脉	举按皆无力，按之空虚	虚证，气血两虚
微脉	脉形微小，极细极软，按之欲绝	阴阳、气血虚衰

续表

名称	脉象特征	主要临床意义
细脉	脉形细小如线	气血不足的虚证
短脉	脉形短，不及寸和尺部	有力主气郁，无力主虚损
代脉	脉来迟缓，有规律的间歇	脏气衰败

实

实脉	三部脉举按均有力	实证
长脉	脉形长，超过寸和尺部	阳气有余，热证
大脉	脉形宽大，无来盛去衰之势	在慢性病说明病进
滑脉	如盘滚珠，流利圆滑	妊娠、痰饮、实热、食积
弦脉	挺直而长，如按弓弦	肝胆病、气郁、诸痛
紧脉	绷急有力，如牵绳转索	寒证、剧痛、宿食

七、相兼脉及主病

临床上，患者的脉象不可能完全是单一的，经常是两种或两种以上脉象相兼出现，这就构成了相兼脉。只要不是性质完全相反的脉，一般均可相兼出现，这些相兼脉象的主病，往往就是各种单一脉象主病的综合。临床常见的相兼脉及其主病列举见表5-4。

表5-4 临床常见相兼脉象与主病

脉象	主病	脉象	主病
浮紧	表寒、风寒、风痹	沉数	里热
浮缓	伤风表证	沉细	里虚、气血虚
浮数	表热证	沉细数	阴虚内热、血虚有热
浮滑	风痰、表证夹痰	弦紧	寒滞肝脉、痛证
洪数	气分热盛	弦数	肝郁化火、肝胆湿热、肝阳上亢
沉迟	里寒证	滑数	痰热、食积化热、湿热
沉弦	肝郁气滞、痛证、水饮内停	弦细	肝肾阴虚、血虚肝郁、肝郁脾虚
沉涩	血瘀、阳虚而寒凝	弦滑	肝热挟痰、停食
沉缓	脾肾阳虚、水湿停留	弦迟	寒滞肝脉
沉紧	里寒、痛证	弦滑数	肝火挟痰、风阳上扰、痰火内蕴
沉滑	痰饮、食积	细涩	血虚挟瘀、精血不足

第2节 按 诊

按诊，就是医者用手直接触摸、按压患者肌肤、四肢、胸腹、腰背等体表部位，以了解局部的异常变化，从而推断疾病的部位、性质和病情的轻重等情况的一种诊病方法。

一、按诊的方法和意义

1. 方法

（1）体位：按诊时患者取坐位或卧位，充分暴露按诊部位。一般按胸腹时，患者须采取仰卧位，全身放松，两腿伸直，两手放在身旁。医生站在患者右侧，右手或双手对患者进行切按。在切按腹内肿块或腹肌紧张度时，可令患者屈膝，松弛腹肌，便于切按。

（2）手法：按诊的手法可分触、摸、按、叩四类，在临床上，各种手法是综合运用的，常常是先触摸，后推按，由轻到重，由浅入深，逐层了解病变的情况。

触，轻触患者局部肌肤，以了解凉热、润燥、出汗等情况；摸，抚摸局部，如肿胀部位等，以探明局部的感觉情况及肿物的形态、大小、质地等；按，按压局部，如胸腹或肿物部位，以了解有无深部压痛，肿块的形态、质地，肿胀的程度、性质等；叩，以手叩击身体局部，使之震动产生而分为直接叩和间接叩两种，以了解胸腹部及后背部的病变程度及病性等。

按诊时，医者要体贴患者，手法要轻巧，要避免突然暴力，天冷要先把手暖和后再行检查。一般先触摸，后按，指力由轻到重，由浅入深。同时要嘱咐患者主动配合，随时反映自己的感觉，还要一边检查一边观察患者的表情变化了解其痛苦所在。

2. 意义

按诊是切诊的一部分，在望、闻、问的基础上，更进一步地深入探明疾病的部位、性质和程度，对于胸腹部的疼痛、肿胀、痰饮、癥块等病变，通过触按可以补充诊断与辨证所必须的资料。

二、按诊的内容

按诊的应用范围以按肌肤、按手足、按胸腹、按腧穴等为常用：

（一）按肌肤

按肌肤是为了探明全身肌表的寒热、润燥以及肿胀等，分析疾病的寒热、虚实及气血阴阳盛衰。

1. 辨寒热

肌肤寒冷，多为阳气衰少，若肌肤寒冷且大汗淋漓、面色苍白、脉微欲绝，为亡阳征象。肌肤灼热，为阳气盛，多实热证，若汗出如油，四肢肌肤尚温而脉躁急无力多为亡阴征象；若身灼热而肢厥为阳热壅盛，格阴于外，属真热假寒证。

2. 分表里虚实

凡身热初按甚热，久按热反转轻的，是热在表；若久按其热反甚，热自内向外蒸发者，为热在里。肌肤濡软而喜按者，为虚证；患处硬痛拒按者，为实证。轻按即痛者，病在表浅；重按方痛者，病在深部。

3. 辨津液盈亏

皮肤干燥者，为尚未出汗或津液已伤；湿润者，为身已汗出或津液未伤。皮肤甲错者，为阴血不足或瘀血内结。

4. 辨肿胀

按压肿胀，可以辨别水肿和气肿，按之凹陷，举手不能即起的，为水肿；按之凹陷，举手即起的，为气肿。肿硬而不热者，属寒证；肿处压痛而热者，为热证。根盘平塌漫肿，属虚；根盘收束而高起，属实。患处坚硬，多属无脓，边硬顶软，内必成脓。

（二）按手足

主要在探明寒热，以判断病证性质虚实、病位及预后。手足冷热及所主病证见表5-5。

表5-5　手足冷热及所主病证

四肢冷热	所主病证
手足俱冷	为阳虚或阴盛之寒证
手足俱热	为阴虚或阳盛之热证
四肢厥冷	为亡阳或热邪内闭
身发热而指尖独冷	亡阳虚脱或热闭痉厥的先兆

续表

四肢冷热	所主病证
手足背热甚于手足心	多属外感发热
手足心热甚于手足背	多属内伤发热

在儿科方面，小儿指尖冷主惊厥；中指独热主外感风寒；中指末独冷，为麻痘将发之象。

此外，四肢按诊还应注意检查四肢的瘫痪或强直。

（三）按胸腹

胸腹各部位的划分如下：膈上为胸、膈下为腹。侧胸部从腋下至十一、十二肋骨的区域为胁。腹部剑突下方位置称为心下。胃脘相当于上腹部。大腹为脐上部位，小腹在脐下，少腹即小腹之两侧（如图5-2）。按胸腹就是根据病情的需要，有目的地对胸前区、胁肋部和腹部进行触摸、按压，必要时进行叩击，以了解其局部的病变情况。

1. 按虚里

虚里位于左乳下第四、五肋间心尖搏动处，为诸脉所宗。了解虚里搏动的情况，可以明确宗气之强弱，病情之虚实，预后之吉凶。

虚里按之应手，动而不紧，缓而不急，为健康之征。若按之动微不显，是宗气内虚；若动而应衣，急数时有一

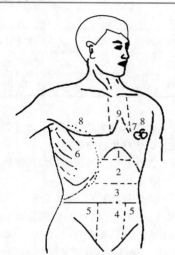

图5-2 胸腹部位划分示意图

1. 心下 2. 胃脘 3. 大腹 4. 小腹 5. 少
腹 6. 胁肋 7. 虚里 8. 左胸、右胸 9. 胸鹰

止，是宗气外泄之象；若按之弹手，洪大而散，属于危重的证候。

惊恐，大怒或剧烈运动后，虚里脉动虽高，但静息片刻即平复如常者，为生理现象。

如虚里搏动已绝，它处脉搏也停止的，便是死候。虚里按诊对于指下无脉、欲决死生的证候，诊断意义颇大。

2. 按胁肋

主要了解肝胆及其经脉的病变。按诊时应注意是否有压痛、肿块及质地软硬、大小、形态等。

若两胁胀痛，痛处按此连彼，或痛引少腹，为肝气郁结；若扪及胁下肿块，刺痛拒按，多属气滞血瘀；胁痛喜按，按之空虚，多属虚证；若肿块表面凹凸不平，肿硬且压痛明显，则要警惕肝癌。右胁胀痛，摸之热感，手不可按者，为肝痈。疟疾日久，胁下出现肿块，称为疟母。

3. 按腹部

按腹部主要了解凉热、软硬度、胀满、肿块、压痛等情况，以协助疾病的诊断与辨证。

（1）辨寒热：腹壁冷，喜暖手按扶者，属虚寒证；腹壁灼热、喜冷物按放者，属实热证。

（2）辨疼痛：凡腹痛，喜按者属虚，拒按者属实；按之局部灼热，痛不可忍者，为内痈。

（3）辨腹胀：按之有充实感觉，有压痛，叩之声音重浊的，为实满；但按之不实，无压痛，叩之作空声的，为气胀，多属虚满。膨胀，可分水臌与气臌，按之如囊裹水，且腹壁有凹痕者，为水臌；以手叩之如鼓，无波动感，按之亦无凹痕者，为气臌。

（4）辨肿块：腹部有肿块，按之软，聚散不定，痛无定处，称之为"瘕"或"聚"，多属气滞。肿块部位固定，按之较坚，痛有定处，不能消失的称为"癥"

"积"，多属瘀血、痰、水等实邪结聚。

（四）按腧穴

按腧穴，是按压身体上某些特定穴位，通过这些穴位的变化与反应，来推断内脏的某些疾病。腧穴的变化主要是出现结节或条索状物，或者出现压痛及敏感反应。如肺病患者，有些可在肺俞穴摸到结节，有些在中府穴出现压痛；肝病患者可出现肝俞或期门穴压痛；胃病在胃俞和足三里有压痛；肠痈阑尾穴有压痛。

此外，还可以通过指压腧穴作试验性治疗，从而协助鉴别诊断。如胆道蛔虫腹痛，指压双侧胆俞则疼痛缓解，其他原因腹痛则无效，可资鉴别。

第6章 八纲辨证

八纲，即阴、阳、表、里、寒、热、虚、实，是辨证论治的纲领。通过四诊，掌握了辨证资料之后，运用"八纲"进行分析综合，根据病位的深浅、病邪的性质、邪正斗争的盛衰和病证类别的阴阳，以作为辨证纲领的方法，即为八纲辨证。

疾病的表现虽然极其复杂，但基本均可用八纲归纳。如疾病的类别，可分为阴证与阳证；病位的浅深可分为表证与里证；疾病的性质，可分为寒证与热证；邪正的盛衰，可分为实证与虚证。故运用八纲辨证即可将错综复杂的临床表现，归纳为表里、寒热、虚实、阴阳四对纲领性证候，从而找出疾病的关键，掌握其要领，确定其类型，预决其趋势，为治疗指出方向。其中，阴阳又可以概括其他六纲，即表、热、实证为阳；里、寒、虚证属阴，故阴阳又是八纲中的总纲。

八纲是分析疾病共性的辨证方法，是各种辨证方法的总纲，执简驭繁、提纲挈领地贯穿于外感及内伤杂病所采用的各种辨证方法之中，广泛运用于中医临床各科。八纲辨证并不意味着把各种证候截然划分为八个区域，它们是相互联系而不可分割的。因此，在运用八纲辨证时，不仅要掌握八纲证候各自的特点，还要注意分析他们之间的相兼、转化、真假等情况。

第1节 表 里

表、里是辨别疾病病位内外和病势深浅的一对纲领。表里是一个相对的概念，就体表与脏腑而言，体表为表，脏腑为里；就脏与腑而言，腑为表，脏为里；就经络与脏腑而言，经络为表，脏腑为里等。从病势深浅论，外感病者，病邪入里一层，病深一层；出表一层，病轻一层。表里辨证，在外感病辨证中有重要的意义，可以察知病情的轻重，明确病变部位的深浅，预测病理变化的趋势。表证病浅而轻，里证病深而重。表邪入里为病进，里邪出表为病退。了解疾病的轻重进退，就能掌握疾病的演变规律，取得治疗上的主动权，采取适当的治疗措施。

一、表 证

表证是指六淫、疫疠等邪气经皮毛、口鼻侵入时所产生的证候。多见于外感病的初期。其特点为外感时邪，起病急，病程短，邪病轻，病在皮毛肌腠，易治。

1. 临床表现

恶寒（或恶风）发热、头身疼痛，舌苔薄白，脉浮，兼有鼻塞、流涕、咳嗽、喷嚏、咽喉痒痛等证。

2. 证候分析

由于六淫邪气客于肌表，阻遏卫气的正常宣发，郁而发热；卫气受遏，失去温煦功能，故见恶寒。邪气郁滞经络，气血不畅，不通则痛，致头身疼痛。邪气在表，未伤及里，故舌苔可无变化，仍以薄白为主。正气奋起抗邪，脉气鼓动于外，故脉浮。肺主皮毛，鼻为肺窍，邪气从皮毛、口鼻而入肺，肺系皆受邪气，肺气失宣，故鼻塞、流涕、咳嗽、喷嚏、咽喉痒痛诸证常常并见。

二、里　　证

里证是指病邪深入脏腑、气血、骨髓所致的一类证候，与表证相对而言，多见于外感病的中、后期或内伤杂病。里证的成因包括：①外邪入里，侵犯脏腑；②外邪"直中"，侵犯脏腑；③情志、饮食、劳逸过度等因素内伤，直接损伤脏腑发病。里证的范围甚广，除了表证以外，其他疾病都可以说是里证。其特点为病因复杂，病位深在，病情较重，病程较长。

1. 临床表现

里证病因复杂，范围广泛，症状多种多样，常以或寒或热，或虚或实的形式出现，凡非表证（及半表半里证）的特定证候，一般都属于里证的范畴。里证病程长，多以脏腑的证候为主，无恶寒发热，苔厚脉沉，可与表证相鉴别。

2. 证候分析

里证由于其形成的原因、性质不同，其证候、机理也各不相同。不同的里证表现为不同的证候，故很难用几个症状全面概括。一般病在腑、在上、在气病情轻；若病在

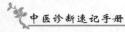

脏、在下、在血病情较重。

三、半表半里证

外邪由表内传，尚未入里；或里邪透表，尚未至表，邪正相搏于表里之间，少阳枢机不利，称为半表半里证。

1. 临床表现

寒热往来，胸胁苦满，心烦喜呕，默默不欲饮食，口苦，咽干，目眩，脉弦等。

2. 证候分析

邪正相争于半表半里，故见寒热往来；邪郁少阳，经气不利，则胸胁苦满；胆热上扰，则心烦、口苦、咽干、目眩；胆热犯胃，则默默不欲饮食、欲呕；胆腑为病，气机郁滞，故见脉弦。

四、表证和里证的鉴别

表证和里证的鉴别要点见表6-1。

表6-1　表证和里证鉴别要点

项目	表证	里证	半表半里证
病史	新起，病程短	久病，病程长	
寒热	恶寒发热同见	但热不寒或但寒不热	寒热往来
脏腑症状	不明显	明显	少阳病
舌象	无明显变化	变化明显	无明显变化
脉象	浮	不浮	弦

第2节 寒　　热

寒、热是辨别疾病性质的两个纲领。寒与热反映机体阴阳的偏盛与偏衰。阴盛或阳虚表现为寒证；阳盛或阴虚表现为热证。寒热辨证在治疗上有重要意义。《素问·至真要大论》说："寒者热之""热者寒之"，两者治法相反，故寒热辨证，必须确切无误。

一、寒　　证

寒证是疾病的本质属于寒性的证候，是机体阴盛或阳虚的表现。常因感受寒邪、过食生冷、久病伤阳等因素，导致机体阴寒内盛或阳气虚弱而引起寒证。临床上寒证有实寒和虚寒之分，也有表寒、里寒之别。

1. 临床表现

各类寒证的临床表现不尽一致，但常见的有恶寒喜暖，面色㿠白，肢冷蜷卧，口淡不渴，痰涎、涕清稀，小便清长，大便稀溏，舌淡苔白润滑，脉迟或紧等。

2. 证候分析

阳气不足或为外寒所固，不能发挥其温煦形体的作用，故见形寒肢冷，蜷卧，面色㿠光；阴寒内盛，津液不伤，故口淡不渴；阳虚不能温化水液，以致痰、涎、涕、尿等排出物皆为澄澈清冷；寒邪伤脾，或久病脾阳虚，则运化失司而见大便稀溏；阳虚不化，寒湿内生，则舌淡苔白而润滑；阳气虚弱，鼓动血脉运行之力不足，故脉迟；

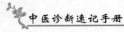

寒主收引，受寒则脉道收缩而拘急，故见紧脉。

二、热　证

热证是疾病的本质属于热性的证候，是机体阳盛或阴虚的表现。外感热邪，或过食辛辣，以致阳热偏盛；寒邪入里，或七情过激，或饮食积滞等，郁而化热；久病伤阴，或房劳伤精等，以致阴虚阳亢，皆可导致热证。临床上热证有实热、虚热之分，表热、里热之别。

1. 临床表现

各类热证的证候表现也不尽一致，但常见的有：恶热喜冷，口渴喜冷饮，面红目赤，烦躁不宁，痰、涕黄稠，吐血衄血，小便短赤，大便干结，舌红苔黄而干燥，脉数等。

2. 证候分析

阳热偏盛，则恶热喜冷；火热伤阴，津液被耗，故口渴喜冷饮、小便短赤；火性上炎，则见面红目赤；热扰心神，则烦躁不宁；津液被阳热煎熬，则痰涕等分泌物黄稠；火热之邪灼伤血络，迫血妄行，则吐血衄血；肠热津亏，传导失司，故而大便秘结；舌红苔黄为热证，舌干少津为伤阴；阳热亢盛，血行加速故见数脉。

三、寒证和热证的鉴别

寒证和热证的鉴别见表6-2。

表6-2　寒证和热证的鉴别要点

项目	寒证	热证
恶寒或喜寒	喜暖恶寒	喜冷恶热
口渴与否	口淡不渴	口渴喜饮
面色	面㿠白或青黑	面红目赤
四肢	手足厥冷	手足烦热
二便	小便清长，大便溏泄	小便短赤，大便干结
舌象	舌淡苔白润滑	舌红苔黄干燥
脉象	脉迟或脉紧	脉数

第3节　虚　　实

　　虚、实是辨别邪正盛衰的两个纲领。虚指正气不足；实指邪气盛实。虚证反映人体正气虚弱而邪气也不太盛；实证反映邪气太盛，而正气尚未虚衰，邪正相争剧烈。虚实辨证，可以掌握病者邪正盛衰，为治疗提供依据，实证宜攻，虚证宜补。只有辨证准确，才能攻补适宜，免犯虚虚实实之误。

一、虚　　证

　　虚证是指机体正气（阴、阳、气、血、精、津）不足所表现的证候。先天不足、后天失调（饮食失节、情志太过、劳倦过度、房事不节、久病伤正等）均可导致正气亏损而形成虚证。其特点为起病慢、久病、病势缓、体质虚弱。由于虚证的临床表现相当复杂。在此，仅介绍一些共同的、有规律性的表现。

1. 临床表现

根据正气虚损的程度不同，临床虚证有不足、亏虚、虚弱、虚衰、亡脱之分，其主要表现为气、血、阴、阳的不足及脏腑虚损。

（1）气虚证：面色淡白，身倦乏力，少气懒言，自汗，诸症劳累加重，舌淡，脉细无力。

（2）血虚证：面色苍白或萎黄无华，唇甲淡白，头晕眼花，心悸失眠，手足麻木，妇人月经量少、延期或闭经，舌淡苔白，脉细无力。

（3）阳虚证：面色㿠白，形寒肢冷，神疲乏力，少气懒言，口淡不渴或喜热饮，小便清长，大便溏泄，舌淡嫩苔白滑，脉沉迟无力。

（4）阴虚证：两颧潮红，形体消瘦，潮热盗汗，咽干，五心烦热，舌红少苔，脉细数。

2. 证候分析

气虚则脏腑功能衰退，血虚则机体失于濡养，阳虚为脏腑功能衰退加虚寒表现，阴虚为机体失去濡养加虚热表现。

二、实　　证

实证是指邪气亢盛、正气不虚所表现的证候。凡外感

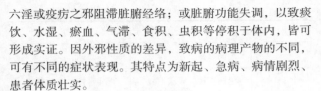

六淫或疫疠之邪阻滞脏腑经络；或脏腑功能失调，以致痰
饮、水湿、瘀血、气滞、食积、虫积等停积于体内，皆可
形成实证。因外邪性质的差异，致病的病理产物的不同，
可有不同的症状表现。其特点为新起、急病、病情剧烈、
患者体质壮实。

1．临床表现

由于病邪不同、病理产物及病位不同，实证的表现亦
极不一致，而常见的表现为：高热，腹胀疼痛拒按，胸闷
烦躁，甚至神昏谵语，呼吸气粗，痰涎壅盛，大便秘结，
小便不利，舌质苍老，舌苔厚腻，脉实有力。

2、证候分析

邪气过盛，正气与之抗争，故病势较为亢奋、急迫，
以寒热显著、疼痛剧烈或呕泻咳喘明显、二便不通、脉实
等症为突出表现。脏腑功能失调，形成痰饮、水湿、脓、
瘀血等有形的病理产物，壅积于体内。

三、实证和虚证的鉴别

实证和虚证的鉴别见表6-3。

表6-3 实证和虚证的鉴别要点

项目	实证	虚证
病程、体质、精神	病程短（新病）、体质壮、精神兴奋	病程长（久病）、体质虚、精神萎靡

续表

项目	实证	虚证
声息	声高息粗	声低息微
痛胀	疼痛拒按，胀满不减	疼痛喜按，时时自减
寒热及喜恶	壮热，或恶寒添衣加被不减	五心烦热，或恶寒得衣近火则解
二便	大便秘结，小便不利	小便清长，大便溏泄
舌象	质老，苔厚腻	质嫩，苔少或无苔
脉象	有力	无力

第4节 阴 阳

阴、阳是八纲辨证的总纲，可概括其他六个方面的内容，即表、热、实属阳；里、寒、虚属阴。故有人称八纲为"二纲六要"。在诊断上，可根据临床上证候表现的病理性质，将一切疾病分为阴阳两个主要方面。以阴阳命名的除了阴证、阳证以外，还有真阴不足、真阳不足及亡阴亡阳等证。

一、阴 证

凡符合"阴"的一般属性的证候，可概括为阴证。如里证、寒证、虚证概属阴证范围。

1. 临床表现

不同的疾病所表现的阴性证候不尽相同，一般常见为：面色淡白或晦暗，精神萎靡，身重蜷卧，形寒肢冷，倦怠无力，语声低怯，纳差，口淡不渴，大便稀溏，小便清长，舌淡胖嫩，脉沉迟，或弱或细涩。

2. 证候分析

精神萎靡，乏力，声低是虚证的表现。形寒肢冷，口淡不渴，大便溏，小便清长是里寒的表现。舌淡胖嫩，脉沉迟，弱细涩均为虚寒舌脉。

二、阳　证

凡符合"阳"的一般属性的证候，可概括为阳证。如表证、热证、实证概属于阳证范围。

1. 临床表现

不同的疾病表现的阳性证候也不尽相同，一般常见的有：面红目赤，恶寒发热，肌肤灼热汗出，烦躁不安，语声粗浊，呼吸急促，口干渴饮，大便秘结，小便涩痛短赤，舌质红绛，苔黄黑生芒刺，脉象浮数，洪大，滑实。

2. 证候分析

阳证是表证、热证、实证的归纳。恶寒发热并见是表证特征。面红目赤，神烦躁动，肌肤灼热，口干渴饮为热证的表现。语声粗浊，呼吸急促，大便秘结，小便涩痛短赤等，均为实证的表现。舌质红绛，苔黄黑起刺，脉洪大数滑实均为实热之象。

三、真 阴 不 足

阴虚日久耗伤肾阴，而致肾阴不足之证，即为真阴不足。

1. 临床表现

虚火时炎，面白颧赤，唇若涂丹，口燥，咽干心烦，手足心热，头晕眼花，耳鸣，腰腿酸软无力，骨蒸盗汗，发梦遗精，大便秘结，小便短少，脉细数无力，舌红干少苔。

2. 证候分析

病程日久，损伤阴精，累及真阴，阴不制阳，致虚火上炎，出现阴虚之症，故见面白颧赤，唇红，口燥，五心烦热，盗汗便秘，尿少，舌红干少苔，脉细数无力；同时由于病已伤及肾阴，故出现肾机能异常的症状，如肾生髓、主骨的功能失常，见头晕、眼花、腰腿酸软无力、骨蒸；耳失肾阴濡养则耳鸣如蝉，肾主生殖，虚热内扰精室，故发梦遗精。

四、真 阳 不 足

阳虚日久耗伤肾阳，而致肾阳不足之证，即为真阳不足。

1. 临床表现

面色㿠白，形寒肢冷，唇舌色淡，口淡多涎，喘咳身肿，自汗，头晕目眩，不欲食，腹大胫肿，大便溏薄或五

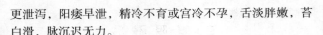

更泄泻，阳痿早泄，精冷不育或宫冷不孕，舌淡胖嫩，苔白滑，脉沉迟无力。

2. 证候分析

病程日久，损伤阳气，累及真阳，阳不制阴，致阴寒内盛，出现阳虚之症，故见面色㿠白，形寒肢冷，唇舌色淡，口淡多涎，自汗，不欲食，舌淡胖嫩，苔白滑，脉沉迟无力；同时由于病已伤及肾中之阳，故出现肾机能异常的症状，如肾主纳气、主水的功能失常，则喘咳身肿，腹大胫肿；肾主生殖功能失常，则阳痿早泄，精冷不育，宫冷不孕；肾虚火衰，主二便的功能失常则五更泄泻。

五、亡　　阴

亡阴的根本原因是机体内大量脱失津液，从而导致亡阴，亡阴是疾病的危险证候，辨证一差，或救治稍迟，死亡立见。

1. 临床表现

身热肢暖，烦躁不安，口渴咽干，唇干舌燥，肌肤皱瘪，小便极少，舌红干，脉细数无力。通常还以大汗淋漓主亡阴的特征，其汗温、咸而稀（吐、下之亡阴，有时可无大汗出）。

2. 证候分析

阴液耗竭，失去濡润之功，故口渴咽干，唇干舌燥，肌肤皱瘪；津液化源告竭，故小便极少；阴虚则内热，故身热肢暖；虚热上扰则烦躁不安；舌红干，脉细数无力为津枯虚热之象；大汗淋漓多发生于原为热病的患者，热邪逼迫则汗液外泄，也可见于治疗不当，发汗太过的患者。此时，大汗出既是亡阴之因，又是亡阴之症。

六、亡　阳

亡阳的主要病因是阳气亡脱，因气可随液脱，可随血脱，所以亡阳也常见于汗、吐、下太过以及大出血之后；同时，许多疾病的危笃阶段也可出现亡阳。亡阳是疾病的危险证候，辨证一差，或救治稍迟，死亡立见。

1. 临床表现

大汗出、汗冷、味淡微黏、身凉恶寒、四肢厥冷、蜷卧神疲，口淡不渴，或喜热饮，舌淡白润，脉微欲绝。

2. 证候分析

亡阳发生在各种原因所致的阳气虚弱以致亡脱的阶段。阳虚固摄无权，故腠理开而汗大出，汗冷，味淡微黏乃亡阳症状；阳虚则寒，故身凉恶寒、四肢厥冷；人体机能活动低下，则见蜷卧神疲；口淡，舌淡白，脉微欲绝均为阳微虚寒之征。

七、阴证和阳证的鉴别

阴证和阳证的鉴别见表6-4。

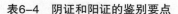

表6-4 阴证和阳证的鉴别要点

项目	阴证	阳证
望诊	面色苍白或暗淡，身重蜷卧，倦怠无力，萎靡不振，舌质淡而胖嫩，舌苔润滑	面色潮红或通红，喜凉，狂躁不安，口唇燥裂，舌质红绛，苔色黄或老黄，甚则燥裂，或黑而生芒刺
问诊	语声低微，静而少言，呼吸怯弱，气短	语声壮厉，烦而多言，呼吸气粗，喘促痰鸣，狂言叫骂
闻诊	大便气腥臭，饮食减少，口中无味，不烦不渴，或喜热饮，小便清长短少	大便或硬或秘，或有奇臭，恶食，口干，烦渴引饮，小便短赤
切诊	腹痛喜按，身寒足冷，脉象沉微细涩，弱迟无力	腹痛拒按，身热足暖，脉象浮洪数大滑实而有力

八、亡阴和亡阳的鉴别

亡阴和亡阳的鉴别见表6-5。

表6-5 亡阴和亡阳的鉴别要点

项目	亡阴	亡阳
汗	汗热，味咸，黏稠	汗冷，味淡，微粘
四肢	温和	厥冷

续表

项目	亡阴	亡阳
舌象	红干	白润
脉象	细数无力	微细欲绝
其他	身热，烦躁不安，口渴，喜冷饮	身冷，蜷卧神疲，口淡，喜热饮

第5节 八纲证候间的关系

用八纲进行证候的分析、判断、归类，彼此并非绝对孤立、对立、静止不变的，而是具有相兼、错杂、真假和转化的关系，只有讲八纲联系起来对病情作综合性分析考察，才能对证候有相对全面、正确的认识。

一、证候相兼

证候相兼一般指各种证候相兼存在，但在疾病的某一阶段，无论其病位在表或是在里，其病性没有寒热或虚实等相反证候同时存在。常见的相兼证候为：

（一）表实寒证

1. 临床表现

恶寒重，发热轻，头身疼痛，无汗，苔薄白润，脉浮紧。

2. 证候分析

寒邪袭表，卫阳受遏，故恶寒发热，寒为阴邪，故恶寒重而发热轻；寒邪凝滞经脉，经气不利则头身疼痛；寒主收引，腠理闭塞故无汗，脉浮紧是寒邪束表之象。

（二）表实热证

1. 临床表现

发热，微恶风寒，头痛，口干，微渴，或有汗，舌边尖红赤，脉浮数。

2. 证候分析

热邪犯表，卫气被郁，故发热恶寒；热为阳邪，故发热重而恶寒轻，且伴口干微渴；热性升散，腠理疏松则汗出，热邪上扰则头痛；舌边尖红赤，脉浮数均为实热在表之征。

（三）里实寒证

1. 临床表现

形寒肢冷，面色苍白，四肢不温，或腹痛拒按，肠鸣腹泻，口淡不渴，或渴喜热饮，静而少言，小便清长，舌淡苔白润，脉沉迟或沉紧。

2. 证候分析

寒邪内侵人体或脏腑，阻遏阳气，故畏寒喜暖，四肢不温；阴寒凝聚，经脉不通，不通则痛，故见腹痛拒按；阴寒内盛，津液不伤，故口淡不渴或渴喜热饮。寒属阴主静，故静而少言；舌淡苔白润，脉沉迟，均为里寒之征。

（四）里实热证

1. 临床表现

面红身热，或壮热，口渴喜冷饮，烦躁多言或神昏谵语，小便短赤，大便秘结，舌红黄苔，脉数或洪。

2. 证候分析

里热亢盛，蒸腾于外，故见面红身热；热伤津液，故口渴喜冷饮；热属阳，阳主动，故躁动不安、神昏谵语；热伤津液，故小便黄赤、大便干结；舌红苔黄脉数，均为里实热之征。

（五）里虚寒证

1. 临床表现

精神不振，面色淡白，畏寒肢冷，腹痛喜温喜按，大便溏薄，小便清长，少气乏力，舌质淡嫩，脉微沉迟无力。

2. 证候分析

阳气衰虚，推动、气化功能不足，故精神不振，面色淡白，少气乏力；温煦不足，则畏寒肢冷，腹痛喜温，大便溏薄，小便清长；舌质淡嫩，脉微或沉迟无力均为阳气虚衰，里虚寒之征。

（六）里虚热证

1. 临床表现

两颧潮红，形体消瘦，潮热盗汗，五心烦热，咽干口燥，舌红少苔，脉细数。

2. 证候分析

机体阴液耗损，故形体消瘦；阴虚，则不能制阳，虚火内扰故心烦，手足心热，潮热盗汗；虚火上升，则见两颧潮红，咽干口燥，舌红少苔；阴血不足故脉细，内有虚热，故脉细兼数。

二、证候错杂

疾病的某一阶段，表里、寒热、虚实等性质相反的证候同时出现于同一患者。临床常见的证候错杂包括：表里同病、寒热错杂、虚实夹杂。

（一）表里同病

疾病过程中表证和里证在同一时期出现，称表里同病。多因表证未罢，又及于里，或本病未愈，又加标病，如本有内伤，又加外感，其临床表现既有恶寒发热、头身疼痛、鼻塞流清涕等表证症状，又可见脘腹胀痛、腹泻、呕吐酸腐等里证症状。表里同病的出现，往往与寒热、虚实互见。

（二）寒热错杂

寒热错杂分为上下寒热错杂、表里寒热错杂。除了要辨别上下表里的部位之外，还需分清寒热的多少：寒多热少者，应以治寒为主，兼顾热证；热多寒少者，应以治热为主，兼顾寒证。

1. 上下寒热错杂

上下是一个相对的概念。如以膈为界，则胸为上，腹为下。而腹部本身上腹胃脘又为上，下腹膀胱、大小肠等又属下。

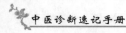

（1）上寒下热：患者在同一时间内，上部表现为寒，下部表现为热的证候。例如，胃脘冷痛，呕吐清涎，同时又兼见尿频、尿痛、小便短赤，此为寒在胃而热在膀胱之证候。此即中焦有寒，下焦有热，就其相对位置而言，中焦在下焦之上。所以属上寒下热的证型。

（2）上热下寒：患者在同一时间内，上部表现为热，下部表现为寒的证候。例如患者胸中有热，肠中有寒，既见胸中烦热咽痛口干的上热证，又见腹痛喜暖、大便稀溏的下寒证，就属上热下寒证。

2. 表里寒热错杂

（1）表寒里热：患者表里同病，寒在表，热在里的证候。常见于本有内热，又外感风寒，或外邪传里化热而表寒未解的病证。例如恶寒发热、无汗、头痛身痛，气喘、烦躁、口渴，脉浮紧即是寒在表而热在里的证候。

（2）里寒表热：患者表里同病，表有热，里有寒的证候。常见于素有里寒而复感风热；或表热证未解，误下以致脾胃阳气损伤的病证。如平素脾胃虚寒，又感风热，临床上既能见到发热、头痛、咳嗽、咽喉肿痛的表热证，又可见到大便溏泄、小便清长、四肢不温的里寒证。

（三）虚实错杂

虚证中夹有实证，实证中夹有虚证，以及虚实齐见的，均为虚实错杂证。例如表虚里实，表实里虚，上虚下实，上实下虚等。虚实错杂的证候，由于虚和实错杂互

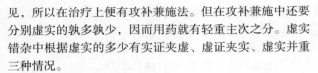

见，所以在治疗上便有攻补兼施法。但在攻补兼施中还要分别虚实的孰多孰少，因而用药就有轻重主次之分。虚实错杂中根据虚实的多少有实证夹虚、虚证夹实、虚实并重三种情况。

1. 实证夹虚

实证中正气受损，或素来体虚而新感外邪，均可见实证夹虚。其特点是以实邪为主，正虚为次。如白虎加人参汤证原以阳明经热盛为主，但热炽伤气阴后，出现气阴两伤的症状，即为邪实夹虚，治疗时攻邪用白虎汤，再加人参兼扶正气。

2. 虚证夹实

实证拖延日久，正气大伤、余邪未尽，或素体大虚，复感外邪气的患者。其特点是以正虚为主，实邪为次。例如素体气虚者，气虚推动无力，血行不畅，瘀阻脉络，而见血瘀实证，治疗时以补气为主，化瘀为辅。

3. 虚实并重

此证特点是正虚与邪实均十分明显，病情比较沉重。例如小儿疳积，大便泄泻，贪食不厌，苔厚浊，脉细稍弦。病起于饮食积滞，损伤脾胃，虚实并见，治应消食化积与健脾同用。

三、证候真假

在疾病的某些危重阶段，可以出现一些与疾病本质相反的"假象"而掩盖病情的情况。这些假象常见于病情危

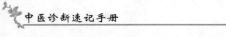

笃的严重关头，如不细察，往往容易贻误生命。

（一）寒热真假

1. 真寒假热

内有真寒，外见假热，"寒极似热"的证候。其机制为：久病而阳气极虚，阴寒内盛格阳于外，虚阳浮越阴极似阳的现象，又称"阴盛格阳"。表现为：身热却反欲盖衣被，面色浮红非实热之满面通红，口渴欲热饮而饮不多，脉大却按之无力等假热证；同时还可见到四肢厥冷，下利清谷，小便清长，舌淡苔白等真寒证。故热象是假，阳虚寒盛才是疾病的本质。

2. 真热假寒

内有真热而外见假寒，"热极似寒"的证候。其机理为：热邪内盛之极，阳气闭郁于内，不能布达于四末，拒阴于外，也称为"阳盛格阴"，据其手足厥冷的特点，又称其为"阳厥"或"热厥"。表现如：四肢冷而身热不恶寒反恶热，脉沉数却有力，更见烦渴喜冷饮、咽干、口臭、谵语、小便短赤，大便燥结，舌质红，苔黄而干等症。这种情况的手足厥冷，脉沉就是假寒的现象，而内热才是疾病的本质。

（二）虚实真假

1. 真实假虚

疾病本为实证，但又出现一些虚的症状。如热结肠胃，痰食壅滞，大积大聚之实证，却见神情沉静，身寒肢

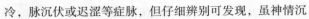

冷，脉沉伏或迟涩等症脉，但仔细辨别可发现，虽神情沉静，但语时声高气粗；虽脉沉伏，但按之有力；虽形寒肢冷，但胸腹久按灼手。其原因并非病体虚弱，而是实邪阻络，气血不能外达之故，古称之为"大实有羸状"。

2. 真虚假实

疾病本为虚证，但又出现一些实的症状。如素体脾虚、运化无力，却出现腹部满痛，脉弦，但仔细辨别可发现，腹部胀满，却时有减轻，不似实证之常满不减；虽有腹痛，但喜按；虽脉弦，但重按无力。其原因并非邪实，而是体虚的结果，即古人所谓"至虚有盛候"。

3. 虚实真假的鉴别要点

（1）脉象：有力无力，有神无神，浮候如何，沉候如何。

（2）舌质：胖嫩或苍老。

（3）言语发声：亢亮或低怯。

（4）患者体质：强弱。

（5）病因，病程，以及治疗经过如何。

四、证候转化

（一）表里出入

表邪入里表示病势加重，里邪出表反映邪有去路，病势减轻，掌握表里出入的变化，对于推断疾病的发展转归，有重要意义。

1. 表邪入里

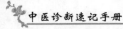

凡病表证，表邪不解，内传入里，表证消失，称为表邪入里。多因机体抗邪能力降低，或邪气过盛，或护理不当，或误治、失治等因素所致。如外感风热之表热证，入里化热而成里热证。

2. 里邪出表

某些里征，病邪从里透达于肌表，里证消失，称为里邪出表。多因治疗与护理得当，机体抵抗力增强所致。例如，内热烦躁、咳逆胸闷，继而发热汗出，或斑疹白㾦外透，为病邪由里达表的征象。

（二）寒热转化

寒热证的转化，反映邪正盛衰的情况。由寒证转化为热证，是人体正气尚盛，寒邪郁而化热；热证转化为寒证，多属邪盛正虚，正不胜邪。

1. 寒证化热

患者先有寒证，后来出现热证，热证出现后，寒证便渐渐消失，就是寒证转化为热证。多因机体阳气偏盛，寒邪从阳化热所致，也可见于治疗不当，过服温燥药物的患者。例如感受寒邪，开始为表寒证，病情进一步发展，寒邪入里热化，恶寒症状消退，而壮热、心烦口渴、苔黄、脉数等症状相继出现，这就表示其证候由表寒而转化为里热。

2. 热证转寒

患者先有热证，后来出现寒证，寒证出现后，热证便渐渐消失，就是热证转化为寒证。多因邪盛或正虚，正不胜邪，机能衰败所致；也见于误治、失治，损伤阳气的患者。如热痢日久，阳气日耗，转化为虚寒痢，这是缓慢转化的过程。如高热患者，由于大汗不止，阳从汗泄，或吐泻过度，阳随津脱，出现体温骤降，四肢厥冷，面色苍白，脉微欲绝的虚寒证（亡阳）这是急骤转化的过程。

（三）虚实转化

疾病的发展过程往往是邪正斗争的过程，邪正斗争在证候上的反映，主要表现为虚实的变化。在疾病过程中，有些实证，由于病邪久留，损伤正气，而转为虚证；有些正虚日久，脏腑功能失常，而致痰、食、血、水等凝结阻滞为患，成为因虚致实证。

第7章 病因辨证

病因辨证是以中医病因理论为依据，通过对临床资料的分析，识别疾病属于何种因素所致的一种辨证方法。病因辨证的主要内容，概括起来可分为六淫疫疬、七情、饮食劳逸以及外伤四个方面，其中六淫、疫疬属外感性病因，为人体感受自然界的致病因素而患病；七情为内伤性病因，常使气机失调而致病；饮食劳逸则是通过影响脏腑功能，使人生病；外伤属于人体受到外力损害出现的病变。

第1节 六淫、疫疬证候

六淫包括风、寒、暑、湿、燥、火六种外来的病邪。六淫的致病特点：一是与季节和居住环境有关，如秋季干燥，患外燥的人多；久居潮湿之地，易感受湿邪；二是六淫属外邪，多经口鼻、皮毛侵入人体，病初常见表证；三是六淫常相合致病，而在疾病发展过程中，又常常相互影响或转化。

疫疬为自然界一种特殊的病邪，其致病具有传染性强，蔓延流行迅速的特点。

一、风淫证候

风证，是指因感受风邪而引起的一类病证。因风为百病之长，其性轻扬开泄，善行数变，故具有发病急、消退快、游走不定的特点。

1. 临床表现

恶风发热,头痛,汗出,咳嗽,鼻塞流涕;或肢体、颜面麻木不仁,口眼歪斜;或颈项强直,四肢抽搐;或皮肤瘙痒,苔薄白,脉浮缓。

2. 证候分析

风邪袭表,伤人卫气,使腠理开合失常,故见发热恶风、头痛、汗出;风邪犯肺,肝气失宣,故见咳嗽、鼻塞流涕;风邪侵袭经络,经气阻滞不通则见麻木、口眼歪斜、强直、抽搐;风邪搏于皮肤,故见皮肤瘙痒;脉浮缓、苔薄白,为风邪犯卫之证候。

二、寒 淫 证 候

寒证,是指因感受寒邪引起的一类病证。因寒为阴邪,其性清冷,凝滞收引,故易伤阳气,阻碍气血运行。

1. 临床表现

恶寒发热,无汗,头身痛,咳喘,鼻塞,苔白薄,脉浮紧;或手足拘急,四肢厥冷,脉微欲绝;或腹痛肠鸣,泄泻,呕吐。

2. 证候分析

寒邪束表,清冷收引,腠理闭塞,卫阳之气被遏、不得宣发,故见恶寒发热、无汗;寒邪客于经脉,则头痛、身痛;肺合皮毛,寒舍于肺,肺失宣降,故喘咳,鼻塞;脉浮紧,苔白薄,为"伤寒表证"。寒邪壅遏气机,郁

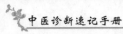

于经脉，则手足拘急；寒邪凝结，阳气不达四末，则四肢厥冷；寒凝，筋脉收缩，气失温煦，则脉微欲绝；或寒邪直中脾胃，损及脾阳，升降失常，运化不利，则见腹痛肠鸣，呕吐泄泻，为"中寒证"。

三、暑淫证候

暑证，是指夏季感受暑邪所致的一类病证。因暑性炎热升散，致病常见热象，耗气伤津，并常与湿邪相挟致病。

1. 临床表现

伤暑，恶热，汗出，口渴喜饮，气短神乏，肢体困倦，尿黄，舌红，脉虚数；中暑，气急发热，猝然昏仆，汗出不止，口渴，甚或昏迷，舌绛苔燥，脉濡数。

2. 证候分析

伤暑，为感受暑邪，汗出过多，耗伤津气所致，暑性炎热，则恶热，蒸腾津液，汗多而口渴，尿黄；气随汗泄，故疲乏而脉虚数。中暑，为暑热蒸炎，上扰清窍，猝然昏倒；暑热灼气伤津，故发热、汗出、口渴；暑热挟湿，蒙蔽清窍，内陷心包，则神昏。

四、湿淫证候

湿证，是指感受湿邪所致的一类病证。因湿性重着黏滞，易损伤阳气，阻碍气机，其病常缠绵不愈。

1. 临床表现

头重如裹，身重而痛，胸闷脘痞，口腻不渴，小便浑浊，大便稀溏，甚则关节酸痛肿胀，屈伸不利，妇人可见带下量多，舌白苔滑腻，脉濡弱或缓。

2. 证候分析

湿邪犯表，阻碍气机，清阳失宣，故见身重、胸闷；湿在头部，清阳被困，则头重如裹；湿为阴邪，不伤津液，故口不渴；湿重困脾，运化失司，则脘痞、小便清长、大便稀溏。

五、燥淫证候

外燥证，是指感受燥邪所致的一类病证。燥性干燥，易伤津液。临床有凉燥与温燥之分。

1. 临床表现

凉燥，恶寒重，发热轻，头痛无汗，鼻塞，咳嗽，喉痒，舌干苔白，脉浮。

温燥，身热，微恶风寒，头痛少汗，口渴心烦，干咳少痰，或痰中带血，皮肤及鼻咽干燥，大便干燥，小便短黄，舌干苔黄，脉浮数。

2. 证候分析

燥寒袭于表，故见恶寒重、发热轻、头痛、无汗，脉浮等外感表证，又见咳嗽、鼻塞、咽痒舌干等肺燥的证候。燥热迫于肺，灼伤津液，故见发热、微恶风寒、头痛、少汗等类似风热表证的现象，又见干咳、痰黏量少、皮肤及咽干燥、口渴心烦等燥热伤津的症状。

六、火淫证候

火证，是指广义火热病邪所致的一类病证。可分为外感热邪之表实热证，热邪直中之里实热证及阴虚火旺之虚热证。火热之邪，其性燔灼急迫，为病常见全身或局部有显著热象，易耗损阴津，使筋脉失于滋润而出现动风，亦可迫血妄行而出血。

1. 临床表现

壮热，口渴，面红目赤，心烦，汗出，或烦躁谵妄、衄血、吐血、斑疹，或躁扰发狂，或见痈脓，舌质红绛，脉象洪数或细数。

2. 证候分析

火热之邪侵入气分，则见壮热、口渴、面红目赤、脉洪数；若气分热邪不解入营，耗血动血，逼血妄行，则吐血、衄血、发斑、发疹；火热壅盛，心肝受灼，则躁扰发狂；火毒壅于血肉之间，积聚不散，则肉腐血败而见痈脓。

七、疫疠证候

疫疠又名温病，是指由感染瘟疫病毒而引起的传染性疾病。疫疠致病的特点是有传染源、传染途径和易感人群；疾病传染性强，死亡率高。其临床症状根据感染疫毒的不同而各异。

第2节 其他病因

一、七情证候

七情，即喜、怒、忧、思、悲、恐、惊七种情志活动。当精神刺激超越了患者自身的调节能力时，便可发生疾病。七情证候均见于内伤杂病。

怒为肝之志，怒则气上，大怒可致肝失疏泄，气机不畅，而致两胁胀痛，胸闷，善叹息，或见急躁易怒。肝气上逆，血随气升，气血并走于上，故致头晕，头痛；肝气横逆，克犯脾胃，胃失和降则致呃逆、呕吐；脾气不升则见腹胀泄泻。

喜为心之志，过喜，可使心气涣散，神不守舍，而见精神恍惚，思维不集中，重者神明失主，致神志错乱，语无伦次，举止异常。

思发于脾而成于心，思虑太过，可使脾气耗伤，心血亏虚。脾气虚则食少，倦怠，腹胀便溏。心血虚，则心悸，失眠多梦，头晕目眩，健忘。

悲哀过度，则使气消，耗伤脏腑之气，故见神疲乏力，面色惨淡，时时吁叹饮泣，精神萎靡不振。

恐则气下，肾气不固，则遗精，滑精，二便失禁；惊则气机逆乱，心神不安，则情绪不稳，心悸失眠，重者神志错乱，语言举止失常。

二、饮食、劳逸等证候

饮食、劳逸等是人类生存的需要。但不知调节，也能成为致病因素。

1. 饮食所伤证

饮食所伤证，是指饮食不节而致脾、胃肠功能紊乱的一类病证。常见胃痛，脘痞，嗳腐吞酸，或腹痛泄泻，恶心呕吐等。

误食毒物，骤伤胃肠，气机逆乱，则吐泻交作甚至出现头痛、痉挛、昏迷等严重中毒的症状。

2. 劳逸所伤证

劳逸所伤证，是指因体力或脑力过度劳累，或过度安逸所引起的一类病证。临床表现：过劳，则倦怠乏力，嗜卧，懒言，食欲减退。过逸，则体胖行动不便，动则喘喝，心悸短气，肢软无力。

3. 房事所伤证

房事所伤证，是指性生活过度，或早婚，产育过多，导致肾亏而表现为生殖系统疾患的病证。常见头晕耳鸣，腰膝酸软，形体消瘦；男子遗精，早泄，阳痿；女子梦交，宫寒不孕，经少经闭，带下清稀量多。

三、外 伤 证 候

外伤证候，是指外受创伤，如金刃、跌打、兽类咬伤及毒虫螫伤所引起的局部症状及整体所反映的证候。外伤致病主要伤及皮肉筋骨，导致气血瘀滞。其次为染毒，毒邪入脏，神明失主，甚至危及生命。

第8章 气血津液辨证

气血津液辨证，是根据气血津液的生理活动和病理特点，对四诊收集的资料进行分析，判断疾病中有无气、血、津液亏损或运行障碍的证候的一种辨证诊病方法。气血津液既是脏腑功能活动的物质基础，又是脏腑功能活动的产物。临床运用气血津液辨证方法时，须结合脏腑功能特点，分析其属何脏何腑，可使辨证结论准确而具体。

第1节 气 病 辨 证

气的作用包括推动、温煦、防御、固摄、气化等，气是激发和调控人体生命活动的原动力。《素问·举痛论篇》说"百病生于气也"，气的病证很多，临床上主要表现为气机功能减退和气机运行失调两个方面。常见的证候可概括为气虚证、气陷证、气脱证、气滞证、气逆证等。

一、气 虚 证

气虚类证候，是指脏腑组织机能减退所表现的证候。常由先天不足，后天饮食失调，或久病体虚，劳累过度，年老体弱等因素引起，包括气虚证、气陷证、气脱证。气虚证主要指元气不足，多表现为全身或某一脏腑功能衰退。气陷证指气虚无力升举，清阳不升，反而下陷所表现的虚弱证候。若见元气亏虚已极，气息奄奄欲脱的危重症候则为气脱证。

1. 临床表现

面色无华，少气懒言，神疲乏力，头晕目眩，自汗，活动时诸症加剧，舌淡苔白，脉虚无力，为气虚证；若伴见久痢久泄，腹部有坠胀感，脱肛或子宫脱垂等，为气陷证；若出现大汗淋漓，四肢厥冷，面色苍白，或晕厥，脉微欲绝等，为气脱证。

2. 证候分析

本证以全身机能活动低下的表现为辨证要点。人体脏腑组织功能活动的强弱与气的盛衰有密切关系，气盛则机能旺盛，气衰则机能活动减退。

元气亏虚，脏腑功能衰退，故见少气懒言，神疲乏力；气虚清阳不升，不能温养头目，则头晕目眩；卫气虚弱则卫外不固，津液易泻而自汗；劳则耗气，故动则诸症加剧；气血互根，不能上荣于头面，故面色无华、舌淡；气虚鼓动无力，故脉虚软无力。

气陷无力升举，不能维持脏器正常位置，故腹部坠胀、脱肛、子宫脱出；清阳不升而反下陷，脾失健运，水谷精微下趋，故久泻久痢。

气虚至极，以致气脱阳亡，固摄、温煦、推动等功能衰竭，故见大汗淋漓、四肢厥冷、面色苍白、晕厥、脉微欲绝。

二、气 滞 证

气滞证，指人体某一脏腑或某一部位气机阻滞，运行不畅所表现的证候。多由七情内伤，饮食失调，跌仆外伤，以及痰饮、瘀血等病理产物的阻滞，或阳气虚弱，温运无力等因素导致气机阻滞而成。

1. 临床表现

胀闷，疼痛，攻窜阵发，时轻时重，按之一般无形，胀痛可随嗳气、肠鸣、矢气等而减轻，而精神因素可加重症状，脉弦。

2. 证候分析

本证以胀闷、疼痛为辨证要点。气机郁滞，轻则胀闷，重则气血不通而疼痛，气滞具有时聚时散的特点，常攻窜发作，时轻时重。同时由于引起气滞的原因不同，因而胀、痛出现的部位状态也各有不同，如食积滞阻则脘腹胀闷疼痛；若肝气郁滞则胁肋窜痛。所以，辨气滞证候尚须与辨因辨位相结合。

三、气 逆 证

气逆证，指气机升降失常，上逆不降所引起的证候。临床以肺胃之气上逆和肝气升发太过的病变为多见。

1. 临床表现

肺气上逆，则见咳嗽，气喘；胃气上逆，则见呃逆，嗳气、恶心、呕吐；肝气上逆，则见头痛，眩晕，易怒，

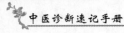

昏厥，呕血，甚则颅内出血等。

2. 证候分析

本证以症状表现是气机逆而向为上辨证要点。感受外邪或痰浊壅滞可致肺气不得宣发肃降，上逆而发喘咳；寒饮、痰浊、食积等停留于胃，阻滞气机，或外邪犯胃，使胃失和降，上逆而为呃逆、嗳气、恶心、呕吐。郁怒伤肝，肝气升发太过，肝气上逆，而见头痛、眩晕、昏厥；血随气逆而上涌，可致呕血，甚则颅内出血。

第2节　血病辨证

血运行于周身经脉之中，遍布于机体脏腑内外，脏腑功能失调，或外邪侵扰，而使血的生成或运行障碍，就会出现相应的临床证候。血的病证表现很多，因病因不同而有寒、热、虚、实之别，可概括为血虚证、血瘀证、血热证、血寒证等。

一、血　虚　证

血虚证，指血液亏虚，脏腑百脉失养的证候。多因禀赋不足；或脾胃虚弱，生化乏源；或各种急慢性出血；或久病不愈、思虑过度，耗伤阴血；或瘀血阻络新血不生所致。若突然大量出血或长期反复出血，导致机体血液亡脱，则成血脱之证。

1. 临床表现

面色淡白或萎黄，唇色、爪甲、眼睑等淡白，头晕眼花，心悸失眠，手足发麻，或妇女经血量少色淡，月经后期，甚则闭经，舌淡，脉细无力；或面色苍白，眩晕，心悸，舌淡，脉微欲绝或脉芤。

2. 证候分析

本证以面色、口唇、爪甲失其血色及全身虚弱为辨证要点。血虚肢体皮肤失养，则面唇爪甲舌皆呈淡白色；血虚脑髓失养，则头晕眼花；血虚心失所养则心悸，神失滋养而失眠。经络失滋致手足麻木，脉道失充则脉细无力；女子以血为用，血液不足，经血乏源，故经少，色淡，经期迁延，甚则闭经。血液脱失，血脉空虚，人体功能严重失养，而表现为面色苍白、眩晕、心悸、舌淡、脉微欲绝或芤等危重证候者，称为"血脱"或"脱血"。

二、血 瘀 证

血瘀证，是指因瘀血内阻所引起的证候。血瘀证的成因包括寒邪凝滞，或气滞阻碍血运；或气虚推动无力，或因外伤及其他原因造成血溢脉外，未能及时排出和消散。

1. 临床表现

痛有定处，痛如针刺刀割，拒按，常在夜间加剧；肿块有形，按之不移；出血反复不止，色紫暗，夹血块，或大便色黑如柏油；面色黧黑，肌肤甲错，口唇爪甲紫暗，或有紫斑、青筋等；舌质紫暗，或见瘀斑瘀点，脉象细涩。

2. 证候分析

本证以痛如针刺，痛有定处，拒按，肿块，唇舌爪甲紫暗，脉涩等为辨证要点。由于瘀血阻塞经脉，不通则痛，故疼痛是血瘀证中最突出的一个症状；瘀血为有形之邪，故疼痛剧烈如针刺，且固定不移；由于夜间血行较缓，瘀阻加重，故夜间痛甚；积瘀不散而凝结，则可形成肿块，且按之不移；瘀血郁塞络脉，阻血运行，致血不循经而外溢，所出之血停聚不行，故色呈紫暗，或已凝结而为血块；瘀血内阻，气血运行不利，肌肤失养，则见面色黧黑，肌肤甲错，口唇、舌体、指甲青紫色暗等体征；瘀阻血脉，血行不畅，充盈不足，故脉象细涩。

三、血　热　证

血热证，是火热炽盛，热迫血分所致证候。多因外感热邪、情志化火，脏腑火热炽盛等因素引起。

1. 临床表现

身热夜甚，心烦失眠或烦躁发狂，口干不欲饮，或见各种出血如咯血、吐血、尿血、衄血、便血，血色鲜红或深红，或见妇女月经先期、量多，舌红绛，脉滑数。

2. 证候分析

本证以出血和全身热象为辨证要点。热入营分，热伤营阴，故身热夜甚；热内扰心神，故见心烦失眠，甚则烦躁发狂；热耗阴津，热邪蒸腾营阴上潮，故口干不欲饮；血热迫血妄行，或热伤血络，则出血及妇女月经过多；热迫血行，壅于脉络则舌红绛，脉滑数。

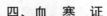

四、血　寒　证

血寒证，是指局部脉络寒邪凝滞，血行不畅所表现的证候。常由感受寒邪或阴寒内盛，寒凝脉络引起。

1. 临床表现

喜暖畏寒，肤色紫暗发凉，手足或少腹冷痛，得温痛减，或妇女月经后期，痛经，经色紫暗，夹有血块，舌紫暗，苔白，脉沉迟涩。

2. 证候分析

本证以手足局部疼痛，肤色紫暗为辨证要点。寒为阴邪，故喜暖畏寒；寒性凝敛，客于脉络，则气机凝滞，血行不畅，故见肤色紫暗发凉、手足或少腹冷痛，血得温则行，故得温痛减；寒凝胞宫，经血受阻，故妇女经期推迟，色暗有血块；舌紫暗，脉沉迟涩，皆为寒邪阻滞血脉，气血运行不畅之征。

第3节　气血同病辨证

气与血具有相互依存，相互化生，相互为用的密切关系。气对于血，具有化生、温煦、推动、统摄的作用；血对于气，具有濡养和运载等作用。因而在发生疾病时，气血常可相互影响，既见气病，又见血病，即为气血同病。气血同病常见证候包括气滞血瘀证、气虚血瘀证、气血两虚证、气不摄血证、气随血脱证等。

一、气滞血瘀证

气滞血瘀证，是因气滞不能推动血运，而出现既有气滞又有血瘀的证候。多由情志不遂，或外邪侵袭，导致肝气久郁不解所致。主要表现为：胸胁胀满，疼痛走窜，性情急躁，兼见痞块刺痛拒按；妇女可见经闭或痛经、经色紫暗夹血块，或乳房痛胀等症；舌质紫暗或有瘀斑，脉弦涩。本证以病程较长和肝脏经脉部位的疼痛痞块为辨证要点。

二、气虚血瘀证

气虚血瘀证，是气虚无力运血、血行瘀滞而表现出来的既有气虚又兼见血瘀的证候。多因久病气虚，运血无力而逐渐形成瘀血内停所致。主要表现为：面色淡白或晦滞，身倦乏力，少气懒言，疼痛如刺，常见于胸胁，痛处不移，拒按，舌淡暗或有紫斑，脉沉涩。本证虚中夹实，以气虚和血瘀的证候表现为辨证要点。

三、气血两虚证

气血两虚证，是指气虚与血虚同时存在的证候。多由久病不愈，耗伤气血，或气虚不能生血，或血虚无以化气所致。主要表现为：头晕目眩，少气懒言，乏力自汗，面色淡白或萎黄，心悸失眠，舌淡而嫩，脉细弱等。本证以气虚与血虚的证候共见为辨证要点。

四、气不摄血证

气不摄血证，又称气虚失血证，是因气虚而不能统血而导致出血，是气虚与失血并见的证候。多因久病气虚，进而失其摄血功能所致。主要表现为：气短，倦怠乏力，面色白而无华，舌淡，脉细弱等气虚症状，同时又见吐血、便血、尿血、皮下瘀斑、崩漏等各种出血证候。本证以出血和气虚证共见为辨证要点。

五、气随血脱证

气随血脱证，是因大量出血，引起阳气虚脱的证候。多由肝、胃、肺等脏器本有宿疾而脉道突然破裂，或外伤，或妇女崩漏、产后大出血等引起。主要表现为：大量出血时突然面色苍白，四肢厥冷，大汗淋漓，甚至晕厥；脉微细欲绝，或浮大而散。本证以大量出血时，随即出现气脱之症为辨证要点。

第4节　津液病辨证

津液是体内各种正常水液的总称，是维持生命活动的基本物质。津液具有滋润、濡养、平衡阴阳的功能。津液的生成、输布与排泄，主要与肺、脾、肾等脏腑的气化作用密切相关。津液的输布、排泄障碍，会导致水液停聚，而表现为湿、水、饮、痰等病理变化，并进而影响脏腑的功能。

津液病辨证，是分析津液病证的辨证方法。津液病证，一般可概括为津液不足和水液停聚两个方面，后者又包括水肿和痰饮。

一、津液不足证

津液不足证，是由于津液亏少，失去濡润滋养作用而出现的脏腑失养的证候。多由燥热灼伤津液，或因汗、吐、下及失血等所致。

1. 临床表现

口、鼻、舌、咽喉、大便等干燥，唇、皮肤干枯少泽无弹性，口渴欲饮，小便短少，大便干结，舌红少津，或有裂纹，甚则少苔或无苔，脉细数。

2. 证候分析

本证以皮肤、口唇、舌咽干燥及尿少便干为辨证要点。由于津亏不能输布，则使皮肤、口唇、舌咽失去濡润滋养，故呈干燥不荣之象；津伤则尿液化源不足，故小便短少；大肠失其濡润，故见大便秘结；舌红少津，脉细数皆为津亏内热之象。

二、水液停聚证

水液停聚证，是水液输布、排泄失常引起水液内停，而成痰饮、水肿等病证。凡外感六淫，或饮食、劳逸、七情内伤，使肺、脾、肾、三焦等脏腑功能失调，皆可导致本证发生。

（一）水肿

水肿，是指体内水液停聚，泛滥肌肤所引起的面目、四肢、胸腹甚至全身浮肿的病证。

临床将水肿分为阳水、阴水两大类。

1. 临床表现

皮下浮肿，以下肢、眼睑多见，按之凹陷，甚者遍及全身，腹大如鼓，舌淡胖，苔白滑或腻，脉濡或沉弦。

若头面、眼睑先肿，继而波及全身；或兼有恶寒发热，无汗，舌苔薄白，脉象浮紧；或兼见咽喉肿痛，舌红，脉象浮数；或肢体沉重而困倦，小便短少，脘闷纳呆，呕恶欲吐，舌苔白腻，脉沉者，属阳水。

若足部先肿，腰以下肿甚，或见脘闷腹胀，纳呆食少，大便溏稀，面色㿠白，神疲肢倦，小便短少，舌淡，苔白滑，脉沉缓；或水肿日益加剧，小便不利，腰膝冷痛，四肢不温，畏寒神疲，面色㿠白，舌淡胖，苔白滑，脉沉迟无力者，属阴水。

2. 证候分析

本证中，阳水以发病急，来势猛，先见眼睑头面，上半身肿甚者为辨证要点；阴水以发病较缓，足部先肿，腰以下肿甚，按之凹陷不起为辨证要点。

正常津液代谢主要与脾的运化、肺的通调水道和肾的蒸腾汽化有关。肺、脾、肾的功能失调，影响水液的输布和排泄，可使水湿内停。水湿泛溢肌肤，即成水肿；水液积于腹内，故见腹大如鼓。舌淡胖、苔白滑或腻、脉濡或沉弦均为湿盛之象。上为阳，故阳水以头面、眼睑先肿，继而波及全身为特点；下属阴，故阴水以足部先肿，腰以下肿甚为特点。

（二）痰饮

痰和饮是由于脏腑功能失调以致水液停滞所产生的病理产物，稠浊者为痰，清稀者为饮。直接视之可见，如咳嗽之咯痰为有形之痰；停滞在脏腑经络等组织中，视而不见者，为无形之痰，但可通过其所表现的症状，运用辨证求因的方法确定。

1. 临床表现

咳嗽痰多，心悸气短，头晕目眩，神昏、癫狂；胸满而喘，咳唾引痛，腹满纳呆，口淡无味，四肢麻木，重者半身不遂，舌质淡胖、苔白滑或腻，脉沉弦或濡。

2. 证候分析

痰饮可随气而行，全身各处无所不至。临床症状错综复杂，可根据痰饮停留部位不同，出现不同症状表现。痰停于肺，肺失宣降，则咳嗽痰多；痰饮上凌心肺，则心悸气短；痰上逆头部，蒙蔽清窍，则头晕目眩；重者痰迷心窍，出现神昏癫狂；痰在胸胁，阻滞气机，故胸满而喘，咳唾引痛；痰在脾胃，脾阳不运，故腹满纳呆，口淡无味；痰饮流注经络筋骨，则可致肢体麻木，或半身不遂；舌质淡胖，苔白滑或腻，脉沉弦或濡，为痰饮湿盛之象。

第9章 脏腑辨证

脏腑辨证，是根据脏腑的生理功能，病理表现，结合八纲、病因、气血等理论，对四诊搜集的病情资料进行分析归纳，推究病机，判断病变的部位、性质、正邪盛衰情况的一种辨证方法，脏腑辨证通过四诊八纲来辨别五脏六腑的虚实寒热等变化，从而为治疗提供可靠依据，是临床各科的诊断基础，是辨证体系中的重要组成部分。

脏腑辨证，包括脏病辨证、腑病辨证及脏腑兼病辨证。其中五脏辨证是脏腑辨证的主要内容，六腑辨证归入相表里的五脏辨证中进行讨论。

第1节 肝与胆病辨证

肝主疏泄，主藏血，在体为筋，开窍于目，其华在爪，其气升发，性喜条达而恶抑郁；胆主决断，与情志活动有关，并贮藏排泄胆汁，以助消化，胆附于肝，肝与胆相表里。

肝的病证有虚实之分，虚证多见肝血、肝阴不足；实证多见于风阳妄动，肝火炽盛，以及湿、热、寒邪侵扰所致。

肝的病变主要表现在疏泄失常，血不归藏，筋脉不利等方面；肝开窍于目，故目疾多与肝有关。肝病常见症状有胸胁少腹胀痛、窜痛，情志活动异常，头晕胀痛，手足抽搐，肢体震颤，以及目疾，月经不调，睾丸胀痛等。胆病常见口苦、黄疸、失眠、消化异常、胆怯易惊等症状，多与痰热内扰、肝胆湿热有关。

一、虚 证 类

（一）肝血虚证

1. 临床表现

眩晕耳鸣，面白无华、爪甲不荣，夜寐多梦，视力减退或夜盲，或见肢体麻木，关节拘急不利，手足震颤，肌肉瞤动，妇女常见月经量少、色淡，甚则经闭，舌淡苔白、脉弦细。

2. 证候分析

肝血不足，不能上荣头面，故面白无华，眩晕耳鸣，视力减退，甚至夜盲；血枯不养筋，则见爪甲失养，肢体麻木，关节拘急不利，手足震颤，肌肉瞤动等虚风内动之象；血虚不足以安魂定志，故夜寐多梦；妇女肝血不足，不能充盈冲任之脉，所以月经量少色淡，甚至闭经；舌淡舌白脉弦细，为血虚常见之征。

3. 辨证要点

本证以筋脉、爪甲、两目、肌肤等失血濡养以及全身血虚的病理现象为辨证要点。

（二）肝阴虚证

1. 临床表现

头晕耳鸣，两目干涩，面部烘热或颧红，胁肋灼痛，五心烦热，潮热盗汗，口咽干燥，或见手足蠕动，舌红少津，脉弦细数。

2. 证候分析

肝阴不足，不能上滋头目，则头晕耳鸣，两目干涩；虚火上炎，则面部烘热；虚火内灼，则见胁肋灼痛，五心烦热，潮热盗汗；阴液亏虚不能上润，则见口咽干燥；筋脉失养则手足蠕动；舌红少津，脉弦细数，均为阴虚内热之象。

3. 辨证要点

本证以头目、筋脉、肝失滋养症状和阴虚证共见为辨证要点。

（三）肝阳上亢证

1. 临床表现

眩晕耳鸣，头目胀痛，面红目赤，急躁易怒，心悸健忘，失眠多梦，腰膝酸软，头重脚轻，舌红少苔，脉弦有力或弦细数。

2. 证候分析

肝肾之阴不足，肝阳亢逆无制，故急躁易怒；气血上冲，则眩晕耳鸣，头目胀痛，面红目赤；阴虚心失所养，神不得安，则见心悸健忘，失眠多梦；肝肾阴虚，经脉失养，故腰膝酸软；阳亢于上，阴亏于下，上盛下虚，故头重脚轻；舌红少苔，脉弦有力，为肝肾阴虚，肝阳亢盛之象。

3. 辨证要点

本证以肾阴亏于下，肝阳亢于上的头目眩晕、胀痛、头重脚轻、腰膝酸软等证候表现作为辨证要点。

二、实 证 类

（一）肝气郁结证

1. 临床表现

胸胁或少腹胀闷窜痛，胸闷喜太息，情志抑郁或易怒，或咽部异物感，或颈部瘰疬、瘿瘤，或两胁癥块；妇女可见乳房作胀疼痛、月经不调、痛经，甚则闭经，舌淡苔薄白，脉弦。

2. 证候分析

肝气郁结，经气不利，故胸胁、乳房、少腹等部位胀闷疼痛或窜动作痛；肝主疏泄、调情志，气机郁结，情志不舒，则抑郁、太息、易怒；气郁生痰，痰随气逆，循经上行，则见梅核气、瘰疬、瘿瘤、癥块；气病及血，气滞血瘀，冲任不调，故月经不调或经行腹痛，甚则闭经。

3. 辨证要点

本证以情志抑郁，肝经所过部位发生胀闷疼痛，以及妇女月经不调等为辨证要点。

（二）肝火上炎证

1. 临床表现

胁肋灼痛，头晕胀痛，面红目赤，口苦咽干，急躁易怒，不寐或恶梦多，便秘尿黄，耳鸣如潮，或吐血、衄血，舌红苔黄，脉弦数有力。

2. 证候分析

肝火内炽，气血壅滞，循经上扰，故胁肋灼热疼痛，头晕胀痛，面红目赤；若挟胆气上逆，则口苦咽干；肝失条达，则急躁易怒；火热内扰，神魂不安，以致失眠，多噩梦；热盛耗津，故便秘尿黄；肝热移胆，胆经入耳，则耳鸣如潮；火伤络脉，火热迫血妄行，可见吐血、衄血；舌红苔黄，脉弦数，为肝经实火炽盛之征。

3. 辨证要点

本证以肝经循行部位的头、目、耳、胁肋的实火炽盛症状作为辨证要点。

（三）寒凝肝脉证

1. 临床表现

少腹胀痛，牵引睾丸坠胀冷痛，受寒则甚，得热则缓，或阴囊收缩引痛少腹，面青色白，口唇青紫，舌苔白滑，脉沉弦或迟。

2. 证候分析

肝经绕阴器，循少腹，寒凝经脉，气血凝滞，则少腹牵引睾丸冷痛；寒主收引，筋脉拘急，可致阴囊收缩引痛；阴寒内盛，阻遏阳气，则面青色白，口唇青紫，苔白滑；脉沉主里，弦主肝病，迟为阴寒，是为寒滞肝脉之征。

3. 辨证要点

本证以少腹牵引阴部坠胀冷痛为辨证要点。

（四）胆郁痰扰证

1. 临床表现

头晕目眩耳鸣，惊悸不宁，烦躁不寐，口苦呕恶，胸闷胁胀善太息，舌苔黄腻，脉弦滑。

2. 证候分析

胆经络头目入耳，痰浊上扰故头晕、目眩、耳鸣；胆为清静之腑，痰热内扰，则胆气不宁，故见惊悸不宁，烦躁不寐；胆气郁滞，则见胸闷胁胀善太息；热蒸胆气上逆则口苦、泛恶、呕吐；舌苔黄腻，脉象弦滑，为痰热内蕴之征。

3. 辨证要点

本证以眩晕、耳鸣或惊悸失眠，舌苔黄腻为辨证要点。肝气郁结，肝火上炎，肝阴不足，肝阳上亢四证的病机，常可互相转化，如肝气久郁，可以化火；肝火上炎，火热炽盛，可以灼烁肝阴；肝阴不足，可致肝阳上亢；而肝阳亢盛又可化火伤阴。所以在辨证上既要掌握其各自特征，又要分析其内在联系，才能做出准确判断。以上四证的鉴别要点见表9-1。

表9-1 肝风四证的鉴别

证型	性质	症状	舌象	脉象
肝气郁结	实证	胸胁或少腹胀闷窜痛，胸闷喜太息，易怒，妇女月经不调	薄白	弦
肝火上炎	热证	头晕胀痛，耳鸣如潮，面红目赤，口苦口干，急躁易怒，不眠多梦，胁肋灼痛，便秘尿黄，吐血衄血	舌红苔黄	弦数
肝阴不足	虚证	眩晕耳鸣，胁痛目涩，面部烘热，五心烦热，潮热盗汗，口咽干燥，手足蠕动	舌红少津	弦细数
肝阳上亢	本虚表实	眩晕耳鸣，头目胀痛，面红目赤，急躁易怒，心悸健忘，失眠多梦，腰膝酸软，头重脚轻	舌红少苔	弦而有力

三、肝风内动证

（一）肝阳化风证

1. 临床表现

眩晕欲仆，头摇而痛，项强肢颤，语言謇涩，手足麻木，步履不正，或猝然昏倒，不省人事，口眼歪斜，半身不遂，舌强不语，喉中痰鸣，舌红苔白或腻，脉弦有力。

2. 证候分析

肝阳化风，风阳上扰头目，则眩晕昏仆，或头痛头摇不能自制；风动痉挛，则项强肢颤；肝肾阴虚，筋脉失养，故手足麻木；肝经络舌本，风阳扰络，则语言謇涩，甚者舌体僵硬，不能语言；风动于上，阴亏于下，上盛下虚，所以步履不正；阳亢炼液为痰，风阳挟痰上扰清窍，则见突然昏倒，不省人事；风痰阻络，经气不利，则见口眼歪斜，半身不遂；痰随风升，故喉中痰鸣。

3. 辨证要点

本证一般根据患者平素具有肝阳上亢的表现结合突然出现肝风内动的症状为辨证要点。

（二）热极生风证

1. 临床表现

高热神昏，烦躁如狂，手足抽搐，颈项强直，甚则角弓反张，两目上视，牙关紧闭。舌红或绛，苔黄燥，脉弦数。

2. 证候分析

热邪炽盛则高热烦躁；热入心包，则神昏；热灼肝经，引动肝风，而见手足抽搐，颈项强直，角弓反张，两目上视，牙关紧闭等筋脉挛急的表现；热邪内伤营血，则舌色红绛，苔黄燥；脉象弦数，为肝经火热之象。

3. 辨证要点

本证以高热与肝风共见为辨证要点。

（三）阴虚动风证

1. 临床表现

手足蠕动，眩晕耳鸣，潮热颧红，口干咽燥，形体消瘦，舌红少津、少苔，脉细数。

2. 证候分析

阴亏血亢，筋脉失养而拘挛，则手足蠕动；风阳上扰头目，则眩晕耳鸣；潮热颧红，口燥咽干，形体消瘦，舌红少津、少苔，脉细数，均是阴虚之象。

3. 辨证要点

本证以阴虚与肝风共见为辨证要点。

（四）血虚生风证

1. 临床表现

肢体麻木，肌肉瞤动，手足震颤，眩晕耳鸣，面色无华，爪甲不荣，舌质淡白，脉细弱。

2. 证候分析

血液亏虚，肢体、筋脉失于濡养，故见肢体麻木，肌肉瞤动，手足震颤；眩晕耳鸣，面色无华，爪甲不荣，舌质淡白，脉细弱，均是血虚失于荣润之象。

3. 辨证要点

本证以血虚与肝风共见为辨证要点。肝风四证的鉴别要点见表9-2。

表9-2　肝风四证的鉴别

证型	性质	主症	兼症	舌象	脉象
肝阳化风	上实下虚	眩晕欲仆，头摇肢颤，语言謇涩，或舌强不语，或卒然倒地，不省人事，半身不遂	头痛项强，手足麻木，步履不正	舌红苔白或腻	弦而有力
热极生风	热证	手足抽搐，颈项强直，角弓反张，两目上视，牙关紧闭	高热神昏，躁热如狂	舌红绛	弦数有力
阴虚动风	虚证	手足蠕动	午后潮热，五心烦热，口咽干燥，形体消瘦	舌红少津	弦细数
血虚生风	虚证	手足震颤，肌肉跳动，关节拘急不利，肢体麻木	眩晕耳鸣，面白无华，爪甲不荣	舌淡苔白	细

第2节　心与小肠病辨证

心主血脉，主神明，开窍于舌；小肠分清泌浊，主化物。

心的病证分虚、实。虚证多由久病伤正、先天不足、思虑过度等因素，导致心气、心阳受损，心阴、心血亏耗等；实证多由痰阻、火扰、寒凝、瘀滞、气郁等所引起。心的病变主要表现在血脉运行失常及精神意识思维改变等方面，如心悸、心痛、失眠、神昏、精神错乱、脉结代或脉促等症状。

小肠的病变可分为小肠实热、小肠虚寒等，小肠实热多由心火下移致肠内积热所致，小肠虚寒多因脾阳受损而累；主要反映在清浊不分、转输障碍等方面，如腹痛、小便失常、大便溏泄等。

一、虚 证 类

（一）心气虚、心阳虚与心阳暴脱证

心阳气虚衰，其严重程度由轻到重为心气虚证，心阳虚证，心阳暴脱证。多由禀赋不足，久病体虚，年老体弱，暴病伤正导致心气不足，进而心阳虚弱，甚至阳气暴脱等。

1. 临床表现

心悸怔忡，胸闷气短，身疲乏力，活动后加重，面色淡白或㿠白，或有气短，自汗，舌淡苔白，脉虚，为心气虚；若兼见畏寒肢冷，胸闷心痛，舌淡胖或紫暗，苔白滑，脉微弱或结代，为心阳虚；若突然出现冷汗淋漓，四肢厥冷，呼吸微弱，面色苍白，口唇青紫，神志模糊或昏迷，脉微欲绝，则为心阳暴脱之危象。

2. 证候分析

心气虚衰，心中空虚惕惕而动则心悸怔忡，胸中宗气运转无力则胸闷气短；面色淡白，神疲乏力，气短，自汗，动则尤甚，舌淡苔白，脉虚弱等，均是气虚表现。若病情进一步发展，气虚及阳，阳虚不能温煦肢体，故兼见畏寒肢冷；心阳不振，胸中阳气痹阻，故见心痛；面色㿠白，舌淡胖苔白滑，脉微弱或结代是阳虚寒盛之征。若心阳衰败不能内守而暴脱，阳气衰亡不能卫外则冷汗淋漓；不能温煦肢体故四肢厥冷，心阳虚衰，宗气骤泄，故呼吸微弱；面色苍白，口唇青紫，神志模糊，甚则昏迷，脉微欲绝等均为亡阳表现。

3. 辨证要点

心气虚证，以心及全身机能活动衰弱为辨证要点；心阳虚证，以在心气虚证的基础上出现虚寒症状为辨证要点；心阳暴脱证，以在心阳虚的基础上出现虚脱亡阳症状为辨证要点。三者之间的鉴别要点见表9-3。

（二）心血虚与心阴虚证

1. 临床表现

心血虚与心阴虚均可见心悸怔忡、失眠多梦等症状。若兼见头晕健忘，面色淡白无华或萎黄，口唇色淡，舌色淡白，脉象细弱等症，为心血虚；若兼见五心烦热，潮热盗汗，两颧发红，舌红少津，脉细数，为心阴虚。

表9-3 心气虚、心阳虚、心阳暴脱鉴别

证型	相同点	不同点
心气虚	心悸怔忡，胸闷气短，活动后加重，自汗	面色淡白或㿠白，舌淡苔白，脉虚
心阳虚		畏寒肢冷，心痛，面色㿠白或晦暗，舌淡胖苔白滑，脉微细
心阳暴脱		突然冷汗淋漓，四肢厥冷，呼吸微弱；面色苍白，口唇青紫；神志模糊，或昏迷

2. 证候分析

心阴、心血不足，均可导致心失所养、神失所养，故心动不安，出现心悸怔忡，心神不宁，出现失眠多梦。头晕健忘，面白无华或萎黄，唇、舌色淡，脉细弱等症为心血不足，失于荣润之象；五心烦热，潮热，盗汗，颧红，舌红少津少苔，脉细数等症为心阴亏虚，虚热内扰之象。

3. 辨证要点

心血虚证以心的常见症状与血虚证共见为辨证要点；心阴虚证以心的常见症状与阴虚证共见为辨证要点。

二、实 证 类

（一）心火亢盛证

1. 临床表现

心中烦怒，夜寐不安，面赤口渴，溲黄便干，舌尖红绛，脉数有力；甚则狂躁谵语，或口舌生疮，赤烂疼痛，

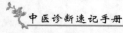

或见吐血衄血，或见肌肤疮疡，红肿热痛。

2. 证候分析

心火内炽，心神被扰，则心中烦热，夜寐不安，甚则狂躁谵语；面赤口渴，溲黄便干，脉数有力，均为里热征象；心开窍于舌，心火亢盛，循经上炎故舌尖红绛或生舌疮；心火炽盛血热妄行，见吐血衄血；火毒壅滞脉络，局部气血不畅则见肌肤疮疡，红肿热痛。

3. 辨证要点

本证以心及舌、脉等出现实火内炽的症状为辨证要点。

（二）心脉痹阻证

1. 临床表现

心悸怔忡，心胸憋闷疼痛，痛引肩背内臂，时发时止。若痛如针刺，且舌紫暗有瘀斑、紫点，脉细涩或结代，为瘀阻心脉；若为闷痛，且体胖痰多，身重困倦，舌苔白腻，脉沉滑，为痰阻心脉；若剧痛暴作，且畏寒肢冷，得温痛减，舌淡苔白，脉沉迟或沉紧，为寒凝心脉；若为胀痛，且发作时与情志有关，舌淡红苔薄白，脉弦，为气滞不畅。

2. 证候分析

正气先虚，阳气不足，心失温养则见心悸怔忡；阳气不足，血液运行无力，容易继发瘀血内阻，痰浊停聚，阴寒凝滞，气机阻滞等改变以致心脉痹阻，气血不畅而发生

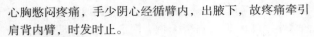

心胸憋闷疼痛，手少阴心经循臂内，出腋下，故疼痛牵引肩背内臂，时发时止。

3. 辨证要点

本证以胸部憋闷疼痛，痛引肩背内臂，时发时止为辨证要点。不同证型鉴别要点见表9-4。

表9-4 心血瘀阻证的病因的鉴别

证型	相同点	疼痛特点	症状
瘀血内阻	心悸怔忡，心胸憋闷疼痛，痛引肩背内臂，时发时止	痛如针刺	舌紫暗有紫斑、紫点，脉细涩
痰浊停聚		闷痛	体胖痰多，身重困倦，舌苔腻，脉沉滑
阴寒凝滞		突发剧痛，得温痛减	畏寒肢冷，舌淡苔白，脉沉迟或沉紧
气机郁滞		胀痛，发作与情志有关	舌淡红，苔薄白，脉弦

（三）痰迷心窍证

1. 临床表现

面色晦暗，胸闷呕恶，喉有痰声，意识模糊，语言不清，甚则昏不知人，舌苔白腻，脉滑；或精神抑郁，表情

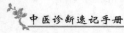

淡漠，神志呆漠，喃喃自语，举止失常；或突然仆地，不省人事，口吐痰涎，喉中痰鸣，两目上视，手足抽搐，口中如猪羊叫声。

2．证候分析

湿浊郁遏，清阳不升，浊气上泛，故见面色晦滞，胸闷作恶，痰随气升则喉中痰鸣；痰迷心窍，神识受蒙则意识模糊，语言不清，甚则人事不省；舌苔白腻，脉滑是痰浊内盛之象；精神抑郁，表情淡漠，神志痴呆，喃喃自语，为痰浊上蒙心窍所致，属于癫证；突然仆地，不省人事，口吐痰涎，喉中痰鸣，两目上视，手足抽搐，口中如作猪羊叫声，为痰浊内伏心经，时或痰涎上涌而致，属于痫证。

3．辨证要点

本证以神志不清，喉有痰声，舌苔白腻为辨证要点。

（四）痰火扰心证

1．临床表现

发热心烦，气粗渴饮，面红目赤，喉间痰鸣，痰多黄稠，躁狂谵语，舌红苔黄腻，脉滑数；或见失眠，胸闷，头晕目眩；或见言语错乱，哭笑无常，不避亲疏，狂躁妄动，打人毁物，力逾常人等。

2．证候分析

外感热病中，邪热蒸腾充斥肌肤故见高热；火势上炎，则面红目赤，呼吸气粗；邪热灼津为痰，故痰多黄稠，喉间痰鸣；痰火扰心，心神昏乱，故躁狂谵语；舌红苔黄腻，脉滑数均为痰火内盛之象。内伤病中，因痰火扰心而见失眠心烦；痰阻气道则见胸闷痰多，清阳被遏故见头晕目眩；若神志狂乱，气机逆乱，则发为狂证，出现语言错乱，哭笑无常，不避亲疏，狂躁妄动，打人毁物，力逾常人等症状。

3. 辨证要点

本证外感热病以高热，痰盛，神志不清为辨证要点；内伤杂病中，轻者以失眠心烦，重者以神志狂乱成为辨证要点。

（五）小肠实热证

1. 临床表现

心烦口渴，口舌生疮、赤烂疼痛，兼见小便赤涩，尿道灼痛，甚则尿血，舌红苔黄，脉数。

2. 证候分析

心与小肠相表里，心热下移小肠，小肠分清别浊功能失司，故小便赤涩，尿道灼痛，热甚灼伤阴络则可见尿血；心火内炽，热扰心神，则心烦；津为热灼则口渴；心火上炎则口舌生疮、赤烂疼痛；舌红苔黄，脉数为里热之象。

3. 辨证要点

本证以心火热炽及小便赤涩、灼痛为辨证要点。

小肠的常见病证除小肠实热证外，尚有小肠虚寒和小肠气痛，分别归属于"脾阳虚"和"寒滞肝脉"中讨论。

第3节　脾与胃病辨证

脾胃相表里，脾升胃降，共同完成饮食物的消化吸收与输布，为气血生化之源，后天之本。

脾主运化、主升清、主统血，脾病则运化水谷和运化水液、升清固摄以及统摄血液等功能异常，脾的虚证包括脾气虚、脾阳虚、脾气下陷、脾不统血；实证多为湿热或寒湿困阻所致。脾病常见症状有腹胀腹痛、纳呆、便溏泄泻、肢体困重、水肿、内脏下垂、出血、月经过多、崩漏等。

胃主受纳、腐熟水谷，胃病则受纳腐熟功能异常，胃失和降，常见证候有胃阴虚证、胃热炽盛证、食滞胃脘证等。胃病的表现为胃脘胀或痛、食少、呕吐、呃逆、嗳气等。

一、虚　证　类

（一）脾气虚证

1. 临床表现

纳少，腹胀，饭后尤甚，面色萎黄或㿠白，肢体倦怠，少气懒言，形体消瘦或浮肿，便溏，舌淡苔白，脉缓弱。

2. 证候分析

脾气虚弱，运化无能，故纳少，水谷内停则腹胀，食入则脾气益困，故腹胀尤甚；水湿不化，流往肠中，则大便溏薄；脾气不足，营血亏虚，而成气血两虚之证，则形体逐渐消瘦，面色萎黄；舌淡苔白，脉缓弱，是脾气虚弱之象。

3. 辨证要点

本证以运化功能减退和气虚证共见为辨证要点。

（二）脾阳虚证

1. 临床表现

纳少，腹胀，腹痛隐隐，喜温喜按，畏寒肢冷，大便溏薄清稀，或肢体困重，或周身浮肿，小便不利，或白带量多质稀，舌淡胖，苔白滑，脉沉迟无力。

2. 证候分析

脾阳虚衰，运化失健，水谷内停，则腹胀纳少；中阳不足，寒从内生，故腹痛隐隐，喜温喜按；阳虚不温，则畏寒肢冷；水湿不化，流注肠中，故大便溏薄，且较脾气虚更为清稀，甚则完谷不化；中阳不振，水湿内停，则肢体困重，甚则全身浮肿，小便不利，妇女带下清稀量多；舌淡胖苔白滑，脉沉迟无力，皆为阳虚湿盛之象。

3. 辨证要点

本证以脾运失健和寒象表现为辨证要点。

（三）中气下陷证

1. 临床表现

脘腹坠胀，食后尤甚；肛门坠重，或久痢不止，甚或脱肛；或子宫下垂；或小便浑浊如米泔；伴见肢体倦怠，气少乏力，声低懒言，头晕目眩。舌淡苔白，脉弱。

2. 证候分析

脾主升清，能升发清阳和升举脏器，气虚升举无力，故脘腹重坠而胀，食入气陷更甚，肛门坠重，或下利不止，甚则肛门外脱，女子可见子宫下垂或脱垂；脾主升清，脾虚气陷致精微不能正常输布而反下流膀胱，故小便浑浊如米泔；肢体倦怠，少气乏力，声低懒言，头晕目眩，舌淡苔白，脉弱皆为脾气虚弱的表现。

3. 辨证要点

本证以脾气虚证和脏器下垂为辨证要点。

（四）脾不统血证

1. 临床表现

便血，尿血，肌衄，齿衄，或妇女月经过多，崩漏等；常伴见神疲乏力，面色无华，少气懒言，食少便溏，舌淡苔白，脉细弱等症状。

2. 证候分析

脾主统血，脾气亏虚，统血无权，则血溢脉外，溢于肠胃，则为便血；渗于膀胱，则见尿血；血渗皮下，则为肌衄；由齿龈而出，则为齿衄；脾虚统血无权，冲任不固，则妇女月经过多，甚或崩漏；食少便溏，神疲乏力，少气懒言，面色无华，舌淡苔白，脉细弱等皆为脾气虚弱之象。

3. 辨证要点

本证以脾气虚证和出血共见为辨证要点。脾虚四证的鉴别要点见表9-5。

表9-5 脾病虚证鉴别

证型	不同点	相同点
脾气虚	形体或浮肿或消瘦，舌淡苔白，脉缓弱	腹胀纳少，食后尤甚，便溏肢倦，少气懒言，面色萎黄
脾阳虚	腹痛喜温喜按，肢冷尿少，或肢体困重，或浮肿，或带下清稀，舌淡胖，苔白滑，脉沉迟无力	
中气下陷	脘腹坠胀，或便意频数，肛门坠重；或久痢脱肛，或子宫下垂，或小便浑浊如米泔，舌淡苔白，脉弱	
脾不统血	便血，尿血，肌衄，齿衄，或妇女月经过多，崩漏，舌淡苔白，脉细弱	

（五）胃阴虚证

1. 临床表现

胃脘隐隐灼痛，饥不欲食，口燥咽干，大便干结，或胃脘嘈杂，或干呕呃逆，舌红少津，脉细数。

2. 证候分析

胃阴不足，虚热内生，热郁胃中，胃气不和，致胃脘

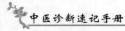

部隐隐灼痛，或胃脘嘈杂，饥不欲食；胃阴亏虚，上不能滋润咽喉，则口燥咽干；下不能濡润大肠，则大便干结；阴虚热扰，胃气上逆，可见干呕呃逆；舌红少津，脉象细数，是阴虚内热之象。

3. 辨证要点

本证以胃病的常见症状和阴虚证共见为辨证要点。

二、实 证 类

（一）寒湿困脾证

1. 临床表现

脘腹痞闷、胀痛，食少便溏，泛恶欲吐，口淡不渴，头身困重，或肌肤面目发黄，晦暗如烟熏，或肢体浮肿，小便短少，舌淡胖苔白腻，脉濡缓。

2. 证候分析

寒湿内侵，中阳受困，脾气被遏，运化失司，故脘腹痞闷胀痛，食欲减退；湿注肠中，则便溏；胃失和降，则泛恶欲吐；寒湿属阴邪，不耗津液，故口淡不渴；寒湿不化，流注经脉、肌体，故见头身困重或肢体浮肿；脾为寒湿所困，阳气不宣，肝胆失其疏泄，胆汁外泄，故肌肤面目发黄，晦暗如烟熏；膀胱气化失司，则小便短少；舌淡胖苔白腻，脉濡缓，皆为寒湿内盛的表现。

3. 辨证要点

本证以脾的运化功能发生障碍和寒湿中遏的表现为辨

证要点。

（二）湿热蕴脾证

1. 临床表现

脘腹痞满，纳呆呕恶，便溏不爽，小便短黄，肢体困重，或面目肌肤发黄，色泽鲜明如橘皮，或皮肤发痒，或身热不扬，汗出热不解，舌红苔黄腻，脉濡数。

2. 证候分析

湿热内蕴脾胃，中焦受纳运化失司，升降失常，故脘腹痞满，纳呆呕恶；湿热蕴脾，交阻下迫，故便溏不爽，小便短黄；湿性困着，流注肌体，则肢体困重；湿热熏蒸肝胆，致胆汁外溢肌肤，故皮肤发痒，面目肌肤发黄，其色鲜明如橘皮；湿遏热伏，热处湿中，郁蒸于内，故身热不扬，汗出不解；舌红苔黄腻，脉濡数，均为湿热内盛之象。

3. 辨证要点

本证以脾的运化功能障碍和湿热内阻的症状为辨证要点。

（三）食滞胃脘证

1. 临床表现

厌食，胃脘胀满，疼痛拒按，吐泻后胀痛得减，嗳腐吞酸，或矢气便溏，泻下酸腐臭秽如败卵，舌苔厚腻，脉滑或沉实。

2. 证候分析

　　胃气以降为顺，食停胃脘，胃拒受纳，则厌食；胃气郁滞，则脘部胀满疼痛，且拒按；吐泻后，实邪得消，腑气得通，故胀痛得减；胃失和降而上逆，故见嗳腐吞酸；食浊下移，积于肠道，可致矢气频频，泻下物酸腐臭秽如败卵；舌苔厚腻，脉滑为食浊内积之象。

　　3．辨证要点

　　本证以胃脘胀闷疼痛，嗳腐吞酸，厌食为辨证要点。

　　（四）寒凝胃腑证

　　1．临床表现

　　胃脘冷痛，拘急剧痛，遇寒加剧，得温痛减，肢冷不温，口淡不渴，或口泛清水，或恶心呕吐，或伴见胃中水声漉漉，舌苔白滑，脉弦或沉紧。

　　2．证候分析

　　寒邪客胃，胃阳被困，失于温煦，故胃脘冷痛，遇寒则邪更盛而痛加剧，遇温则寒气散而痛减缓；胃阳被寒邪所遏，失于通降，致水液内停于胃，振之可闻胃部漉漉水声；水液随胃气上逆，则口淡不渴，或口泛清水，或恶心呕吐，舌苔白滑，脉弦或沉紧是内寒的表现。

　　3．辨证要点

　　本证以胃脘疼痛与实寒证共见为辨证要点。

　　（五）胃热炽盛证

　　1．临床表现

　　胃脘灼痛拒按，嗳腐吞酸，渴喜冷饮，或消谷善饥，

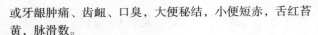

或牙龈肿痛、齿衄、口臭，大便秘结，小便短赤，舌红苔黄，脉滑数。

2．证候分析

热邪炽灼胃中，故胃脘灼痛；肝经郁火横逆犯胃，则嗳腐吞酸；热邪耗津灼液，则渴喜冷饮，大便秘结，小便短赤；胃热炽盛，腐熟太过，则消谷善饥；胃络于龈，胃火循经上炎，则牙龈肿痛，齿衄，口臭；舌红苔黄，脉滑数为胃热内盛之象。

3．辨证要点

本证以胃脘灼痛和实热证共见为辨证要点。胃病寒热虚实的鉴别要点见表9-6。

表9-6　胃病寒热虚实的鉴别

项目	寒凝胃腑	胃热炽盛	胃阴亏虚	食滞胃脘
疼痛性质	冷痛	灼痛	隐隐灼痛	胀痛
呕吐	清水	干呕	干呕	酸腐食物
口味与口渴	口淡不渴	渴喜冷饮	口燥咽干	口中腐酸
大便	便溏	秘结	干结	酸臭如败卵
舌象	舌淡苔白滑	舌红苔黄	舌红少苔	舌苔厚腻
脉象	沉迟	滑数	细数	滑

第4节 肺与大肠病辨证

肺与大肠相为表里，肺主气，司呼吸，主宣发肃降，通调水道，外合皮毛，开窍于鼻；大肠主传导，排泄糟粕。

肺病有虚实之分，虚证多为气虚和阴虚，实证多因风寒燥热等外邪侵袭或痰湿阻肺所致；主要表现为气失宣降，肺气上逆，腠理不固及通调水道障碍等方面，临床上常见鼻塞流涕、胸痛、咳嗽、气喘、咳痰、咯血、声音异常等症状。

大肠病证多因湿热内侵，津液不足，或阳气亏虚，其病变主要是传导功能失常，表现为便秘或泄泻。

一、虚 证 类

（一）肺气虚证

1. 临床表现

咳喘无力，气少不足以息，动则加重，痰多清稀，面色淡白，体倦懒言，声音低怯，或自汗、畏风，易于感冒，舌淡苔白，脉虚弱。

2. 证候分析

肺主气，司呼吸，肺气不足则咳喘无力，气短声低，且动则耗气，所以喘息加重；肺气虚不能输布津液，聚而成痰，故痰多清稀；肺气虚不能宣发卫气于肌表，腠理不固，故自汗畏风，易于感冒；面色淡白，舌淡苔白，脉虚弱为气虚之征。

3. 辨证要点

本证以咳喘无力，气少不足以息和全身机能活动减弱为辨证要点。

（二）肺阴虚证

1. 临床表现

干咳无痰，或痰少不易咳出，口燥咽干，形体消瘦，五心烦热，午后潮热，盗汗，颧红，甚则声音嘶哑，痰中带血，舌红少津，脉细数。

2. 证候分析

肺阴不足，虚火内生，灼液成痰，胶固难出，故干咳无痰，或痰少而黏，不易咳出；阴液不足，上不能滋润咽喉则口燥咽干，甚至声音嘶哑，外不能濡养肌肉则形体消瘦；虚热内炽则五心烦热，午后潮热，盗汗，颧红；热伤肺络血溢则痰中带血；舌红少津，脉象细数，皆为阴虚内热之象。

3. 辨证要点

本证以干咳无痰，或痰少不易咳出，口燥咽干和阴虚内热证共见为辨证要点。

（三）大肠液亏证

1. 临床表现

大便秘结干燥，难以排出，常数日一行，口干咽燥，或伴见口臭，头晕等症状，舌红少津，脉细涩。

2. 证候分析

大肠液亏，肠道失其濡润而传导不利，故大便秘结干燥，难以排出，甚或数日一行；阴伤失润，故口干咽燥；大便日久不解，浊气不泄而上逆，致口臭、头晕；虚火上炎，则舌红少津，津亏脉道失充，故脉来细涩。

3. 辨证要点

本证以大便干燥难于排出为辨证要点。

（四）肠虚滑泻证

1. 临床表现

利下无度，或大便失禁，甚则脱肛，腹痛隐隐，喜按喜温，舌淡苔白滑，脉弱。

2. 证候分析

大肠阳气虚衰，失其固摄之功，则下利无度，久泻久痢伤及脾肾，致脾气下陷，则大便失禁或脱肛；阳虚则阴盛，寒从内生，寒凝气滞，故腹痛隐隐，喜按喜温；舌淡苔白滑，脉弱均为阳虚阴盛之象。

3. 辨证要点

本证以利下无度，或大便失禁，甚则脱肛为辨证要点。

二、实 证 类

（一）风寒犯肺证

1. 临床表现

咳嗽，咳痰稀薄色白，鼻塞流清涕，微恶风寒发热，头身疼痛，无汗，苔薄白，脉浮紧。

2. 证候分析

风寒束肺，肃降失司，逆而为咳；寒属阴，故痰液稀薄色白；肺气失宣，鼻窍通气不畅，致鼻塞流清涕；微恶风寒发热，头身疼痛，无汗，苔薄白，脉浮紧为风寒表证表现。

3. 辨证要点

本证以咳嗽兼见风寒表证为辨证要点。

（二）风热犯肺证

1. 临床表现

咳嗽，咳痰质稠色黄，鼻塞流黄浊涕，身热，微恶风热，口干口渴，咽喉肿痛，舌边尖红苔薄黄，脉浮数。

2. 证候分析

风热袭肺，肺失宣肃则咳嗽，鼻塞，热邪煎灼津液，故痰涕质稠色黄；身热，微恶风热，口干口渴，咽喉肿痛，舌边尖红苔薄黄，脉浮数皆为风热表证之象。

3. 辨证要点

本证以咳嗽与风热表证共见为辨证要点。

（三）燥邪犯肺证

1. 临床表现

干咳无痰，或痰黏不易咳出，唇、舌、咽、鼻干燥失润，或身热微恶风寒，或胸痛咯血，舌红苔白或黄，干燥少津，脉浮数或浮紧。

2. 证候分析

燥邪犯肺，肺失清肃，津液被伤，故干咳无痰，或痰少而黏，不易咳出；肺失滋润，则唇、舌、咽、鼻都见干燥而欠润；燥邪化火，灼伤肺络，则胸痛咯血；身热微恶风寒，舌红，苔白或黄、干燥少津，脉浮数或浮紧均为燥热之象。

3. 辨证要点

本证以干咳无痰，或痰黏不易咳出及干燥少津症状为辨证要点。风热犯肺、燥邪犯肺的鉴别要点见表9-7。

表9-7　风热犯肺、燥邪犯肺的鉴别

项目	风热犯肺	燥邪犯肺
发病季节	冬春多见	秋季多见
主症	咳嗽，痰稠色黄	干咳痰少质黏，唇、舌、咽、鼻干燥
兼症	鼻塞流黄浊涕，身热恶风，口干咽痛	恶寒发热
舌苔	舌尖红苔薄黄	舌红苔白或黄
脉象	浮数	数

（四）痰湿阻肺证

1. 临床表现

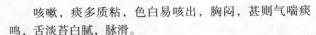

咳嗽，痰多质粘，色白易咳出，胸闷，甚则气喘痰鸣，舌淡苔白腻，脉滑。

2. 证候分析

痰湿阻于肺间，肺失肃降而上逆为咳，甚则气喘；痰湿内阻随肺气上逆，则多痰黏腻色白易于咳出；痰阻气道则喉中痰鸣；舌淡苔白腻，脉滑为痰湿内阻之象。

3. 辨证要点

本证以咳嗽痰多质黏色白易咳出为辨证要点。风寒犯肺、痰湿阻肺的鉴别要点见表9-8。

表9-8 风寒犯肺、痰湿阻肺的鉴别

项目	风寒犯肺	痰湿阻肺
性质	实证	外感急性发作属实证，慢性发作为本虚表实证
主症	咳嗽，痰稀色白	咳嗽痰多，质黏，色白，易咳
兼症	鼻塞流清涕，恶寒发热无汗	胸闷，甚则气喘痰鸣
舌苔	舌淡苔白	舌淡苔白腻
脉象	浮紧	滑

（五）大肠湿热证

1. 临床表现

腹痛，下痢脓血，里急后重，或暴注下泻，色黄而臭，伴见肛门灼热，小便短赤，身热口渴，舌红苔黄腻，脉滑数或濡数。

2. 证候分析

湿热在肠，阻滞气机，则腹痛，里急后重；湿热灼伤肠络，气血腐化为脓血，故下痢脓血；湿热之气下迫，大肠传导失司，故暴注下泻，肛门灼热；身热口渴，小便短赤，舌红苔黄腻为湿热之象；湿重于热，则脉濡数，热重于湿，则脉滑数。

3. 辨证要点

本证以腹痛，排便次数增多，或下痢脓血，或下黄色稀水为辨证要点。大肠病三证鉴别要点见表9-9。

表9-9 大肠病三证鉴别

项目	大肠湿热	大肠液亏	肠虚滑泻
性质	实证	虚证	虚证
主症	下痢脓血或黄色稀水	大便秘结难解，数日一行	便泻无度或失禁脱肛
兼症	腹痛，里急后重，肛门灼热，身热口渴，小便短赤	口干咽燥，或口臭，头晕	腹痛隐隐，喜按喜温

续表

项目	大肠湿热	大肠液亏	肠虚滑泻
舌苔	舌红苔黄腻	舌红少津	舌淡苔白滑
脉象	滑数或濡数	细涩	弱

第5节　肾与膀胱病辨证

　　肾主水，主纳气，主藏精，主生殖，为先天之本，在体为骨，开窍于耳，其华在发。膀胱与肾相表里，具有贮藏及排尿的作用。

　　肾多虚证，肾病主要反映在生长发育、生殖功能、水液代谢、二便等方面的异常，临床常见症状有腰膝酸软而痛，耳鸣耳聋，发白早脱，牙齿动摇，水肿，二便异常；男子阳痿、早泄、遗精、精少不育，女子经少、经闭、不孕，小儿生长发育迟缓等。

　　膀胱多见湿热证，膀胱的病变主要反映为小便异常，临床常见尿频、尿急、尿痛、尿闭以及遗尿、小便失禁等症状。

一、虚　证　类

（一）肾阳虚证

1. 临床表现

腰膝酸软而痛，畏寒肢冷，下肢为甚，面色㿠白或黧黑，精神萎靡，神疲乏力，舌淡胖苔白，脉沉细无力，或男子阳痿、早泄，女子宫寒不孕，或大便久泻不止，完谷不化，五更泄泻，或小便频数、清长、夜尿频多，或身体浮肿，腰以下为甚，按之没指，甚则腹部胀满，全身肿胀，心悸咳喘。

2. 证候分析

腰为肾之府，肾主骨，肾阳虚衰，不能温煦体形，温养腰府及骨骼，则腰膝酸软疼痛，畏寒肢冷，阴寒盛于下，故下肢尤甚；阳虚不能振奋精神，故精神萎靡，面色㿠白；肾阳极虚，浊阴弥漫肌肤，则面色黧黑；舌淡胖苔白，脉沉细无力，均为肾阳虚衰之象；肾主生殖，肾阳不足，命门火衰，生殖功能减退，男子则阳痿不育，女子则宫寒不孕；命门火衰，火不生土，脾失健运，故久泻不止，完谷不化或五更泄泻；肾阳不足，膀胱气化失司，水液内停，溢于肌肤而为水肿，水湿下趋，故腰以下肿甚；水势泛滥，阻滞气机，则腹部胀满，水气上逆凌心射肺，故见心悸咳喘。

3. 辨证要点

本证以生殖功能减退、腰膝酸冷，伴见寒象为辨证要点。

（二）肾阴虚证

1. 临床表现

腰膝酸痛，眩晕耳鸣，失眠多梦，男子遗精、早泄，女子经少、经闭，或见崩漏，形体消瘦，潮热盗汗，五心烦热，咽干颧红，溲黄便干，舌红少津，少苔或无苔，脉细数。

2. 证候分析

肾阴不足，腰膝、髓海、骨骼、官窍失养，故腰膝酸痛，眩晕耳鸣；肾水亏虚，水火不济则心火亢盛，致心神不宁，失眠多梦；阴虚相火妄动，扰动精室，故遗精早泄；女子以血为用，阴亏则经血来源不足，所以经少，甚至闭经，虚热迫血可致崩漏；形体消瘦，潮热盗汗，五心烦热，咽干颧红，溲黄便干，舌红少津，少苔或无苔，脉细数等均为阴虚内热之象。

3. 辨证要点

本证以腰膝酸痛，眩晕耳鸣，伴见阴虚内热证为辨证要点。

（三）肾精不足证

1. 临床表现

生殖功能减退，男子精少不育，女子经闭不孕；小儿生长迟缓，身材矮小，智力和动作发育迟钝，囟门迟闭，骨骼痿软；成人早衰，发脱齿摇，耳鸣耳聋，健忘恍惚，动作迟缓，足痿无力，精神呆钝等。

2. 证候分析

肾精主生殖，肾精亏虚，则生殖功能低下，男子见精少不育，女子见经闭不孕；肾为先天之本，肾精不足则无以化气生血，充肌长骨，故小儿发育迟缓，身材矮小；无以充髓实脑，致智力迟钝，动作缓慢；精亏髓少，骨骼失养，则囟门迟闭，骨骼痿软；肾之华在发，肾精不足，则发不长，易脱发；齿为骨之余，失精气之充养，故牙齿动摇；耳为肾窍，脑为髓海，精少髓亏，见耳鸣耳聋，健忘恍惚；精损则筋骨疲惫，故动作迟缓，足痿无力，精神呆钝。

3. 辨证要点

本证以生长发育迟缓，生殖功能减退以及成人早衰表现为辨证要点。

（四）肾气不固证

1. 临床表现

神疲乏力，腰膝酸软，耳鸣，小便频数而清长，或尿后余沥不尽，或遗尿失禁，或夜尿频多，男子滑精早泄，女子白带清稀，月经淋漓不尽，胎动易滑，舌淡苔白，脉沉弱。

2. 证候分析

肾气亏虚则机能活动减退，故神疲乏力；气血不能充耳，故耳鸣；骨骼失之温养，故腰膝酸软；肾气不固，膀胱失约，故小便频数而清长，或夜尿频多，甚则遗尿失禁；排尿无力，尿液不能全部排出，可致尿后余沥不尽；肾气不足，则精关不固，精易外泄，故滑精早泄；肾虚而冲任不固，则见带下清稀，月经淋漓不尽；胎元不固，常易造成滑胎；舌淡苔白，脉沉弱，为肾气虚衰之象。

3. 辨证要点

本证以下元不固，膀胱失约，肾不固摄的表现为辨证要点。

（五）肾不纳气证

1. 临床表现

久病咳喘，呼多吸少，气不得续，动则喘甚，腰膝酸软，神疲乏力，少气声低，自汗，舌淡苔白，脉沉弱；或喘息加剧，冷汗淋漓，肢冷面青，脉浮大无根，或气短息促，面赤心烦，咽干口燥，舌红，脉细数。

2. 证候分析

肾虚则摄纳无权，气不归元，故呼多吸少，气不得续，动则耗气，故喘甚；骨骼失养，故腰膝酸软；神疲乏力，声音低怯，自汗，舌淡苔白，脉沉弱，均为肺肾气虚之象；若阳气虚衰欲脱，则喘息加剧，冷汗淋漓，肢冷面青，虚阳外浮，脉见浮大无根；肾虚不能纳气，则气短息促；肾气不足，久延伤阴，虚火上炎，面赤心烦，咽干口燥，舌红，脉细数为阴虚内热之象。

3. 辨证要点

本证以久病咳喘，呼多吸少，气不得续，动则益甚和肺肾气虚表现为辨证要点。肾病五大虚证鉴别要点见表9—10。

表9-10 肾病五虚证鉴别

证型	生殖	二便	其他症状	舌	脉	相同点
肾阳虚	阳痿不育，宫寒不孕	五更泄泻	形寒肢冷，浮肿	舌淡胖苔白	沉细	均为虚证，均见腰膝酸软，神倦无力
肾阴虚	遗精早泄，经少经闭	溲黄，便干	失眠多梦，潮热盗汗，咽干颧红	舌红少津	细数	
肾精不足	精少不育，经闭不孕		痿软，发脱齿摇，健忘耳聋，动作迟缓，足痿无力，精神呆钝	舌淡红苔白	沉细	均为虚证，均见腰膝酸软，神倦无力
肾气不固	滑精，早泄；带多，滑胎	小便频数而清，余沥不尽，遗尿失禁，夜间尿频	神疲耳鸣	舌淡苔白	沉弱	
肾不纳气			咳喘呼多吸少，气不得续，动则喘息益甚，自汗神疲，声音低怯	舌红苔白	细数	

二、实　证　类

主要为膀胱湿热证。

1. 临床表现

尿频尿急，排尿艰涩，尿道灼痛，尿黄赤浑浊，或尿血，或有砂石，小腹痛胀迫急，或伴见发热，腰酸胀痛，舌红苔黄腻，脉滑数。

2. 证候分析

湿热蕴结膀胱，膀胱失约，热迫尿道，故尿频尿急，排尿艰涩，尿道灼痛；湿热内蕴，膀胱气化失司，故尿液黄赤混浊，小腹痛胀迫急；湿热伤络则尿血；湿热久郁，煎熬尿液而成砂石，则尿中可见砂石；湿热久郁，波及肾脏，则见腰痛；舌红苔黄腻，脉滑数为湿热内蕴之象。

3. 辨证要点

本证以尿频，尿急，尿痛，尿黄为辨证要点。

第6节　脏腑兼病辨证

凡两个或两个以上脏器相继或同时发病者，即为脏腑兼病。常见有脏病及脏、脏病及腑、腑病及脏、腑病及腑。

一般脏腑兼病，在病理上有着一定的内在规律，只要具有表里、生克、乘侮关系的脏器，兼病较常见，反之则为较少见。因此在辨证时应注意辨析发病脏腑之间的因果关系，这样在治疗时才能分清主次灵活运用。

一、心肾不交证

1. 临床表现

心烦不寐，心悸健忘，头晕耳鸣，腰酸遗精，五心烦热，潮热盗汗，咽干口燥，舌红少苔或无苔，脉细数，或伴见腰部、下肢酸困发冷。

2. 证候分析

心火下温肾水，肾水上济于心，以制心火，心肾相交，则水火既济。若肾水不足，心火失济，则心阳偏亢；或心火炽于上，下及肾水，致肾阴亏于下，则水火不济。

心阳偏亢，心神不宁，故心烦不寐，心悸；肾阴亏虚，骨髓不充，脑髓失养，则腰膝酸软，头晕耳鸣，健忘；精室为虚火扰动，故遗精；五心烦热，潮热盗汗，咽干口燥，舌红少苔或无苔，脉细数均为阴虚火旺之象；心火亢于上，火不归元，肾水失于温煦而下凝，则腰足酸困发冷。

3. 辨证要点

本证以失眠，伴见心火亢，肾水虚的症状为辨证要点。

二、心脾两虚证

1. 临床表现

心悸怔忡，失眠多梦，头晕健忘，神倦乏力，面色萎黄，食欲不振，腹胀便溏，或皮下出血，妇女月经量少色淡，淋漓不尽等，舌质淡嫩，脉细弱。

2. 证候分析

脾为气血生化之源，主统血，脾气虚弱，生血不足，或统摄无权，血溢脉外，均可导致心血亏虚。心主血，血充则气足，血虚则气弱，心血不足，无以化气，则脾气亦虚，成为心脾两虚证。

心血不足，不能养心安神，则心悸怔忡，失眠多梦，头晕健忘；肌肤不荣，故面色萎黄无华；脾气不足，运化失健，则食欲不振，腹胀便溏；气虚机能活动减退，故神倦乏力；脾虚不能摄血，可见皮下出血；血虚，经血化源不足，则妇女经量减少，色淡质稀，淋漓不尽；舌质淡嫩，脉细弱，皆为气血不足之象。

3. 辨证要点

本证以心悸失眠，面色萎黄，神疲食少，腹胀便溏和慢性出血为辨证要点。

三、肝火犯肺证

1. 临床表现

胸胁灼痛，急躁易怒，头晕头胀，面红目赤，烦热口苦，咳嗽阵作，痰黏量少色黄，甚则咯血，舌红苔薄黄，脉弦数。

2. 证候分析

肝性升发，肺主肃降，升降相配，则气机调节平衡。若肝气升发太过，气火上逆，循经犯肺，而致肺失宣降，即成肝火犯肺证。

肝经气火内郁，热壅气滞，则胸胁灼痛，急躁易怒；

肝火上炎，则头晕头胀，面红目赤；气火内郁，则胸中烦热；热蒸胆气上溢，则口苦；肝火循经犯肺，肺失清肃，上逆为咳嗽；津为火灼，炼液为痰，故痰黏量少色黄；火灼肺络，则为咯血；舌红苔薄黄，脉弦数，为肝经实火内炽之象。

3. 辨证要点

本证以胸胁灼痛，急躁易怒，目赤口苦，咳嗽痰黄为辨证要点。

四、肝脾不调证

1. 临床表现

胸胁胀满窜痛，喜太息，情志抑郁或急躁易怒，纳呆腹胀，便溏不爽，肠鸣矢气，或腹痛欲泻，泻后痛减，舌苔白或腻，脉弦。

2. 证候分析

肝主疏泄，有助于脾的运化功能，脾主健运，气机通畅，有助肝气的疏泄，故在发生病变时，肝气郁结或郁怒，脾失健运，可相互影响，形成肝脾不调证。

肝失疏泄，经气郁滞，故胸胁胀满窜痛，太息则气郁得达，胀闷得舒，故喜太息，气机郁结不畅，则情志抑郁，急躁易怒；肝郁乘脾，脾运失健，则纳呆腹胀，便溏不爽，肠鸣矢气；腹中气滞则腹痛，排便后气滞得畅，故泻后痛减；本证寒热不显，故苔白，若脾虚湿盛，可见腻苔，弦脉为肝失柔和之象。

3. 辨证要点

本证以胸胁胀满窜痛，易怒，纳呆腹胀，便溏为辨证要点。

五、肝胃不和证

1. 临床表现

胃脘、两胁胀闷疼痛，嗳气呃逆，嘈杂吞酸，纳少，烦躁易怒，舌红苔薄黄，脉弦或弦数；或巅顶疼痛，遇寒则甚，得温痛减，呕吐涎沫，形寒肢冷，舌淡苔白滑，脉沉弦紧。

2. 证候分析

肝主升发、疏泄，胃主和降，两者密切配合，以协调气机升降的平衡。当肝气或胃气失调，常可演变为肝胃不和证。

肝郁化火，横逆犯胃，肝胃气滞，则脘胁胀闷疼痛；胃失和降，气机上逆，故嗳气呃逆；肝胃火郁，可见嘈杂吞酸；肝失条达，故急躁易怒；舌红苔黄，脉弦带数，均为气郁化火之象。若寒邪内犯肝胃，阴寒之气循肝经上达巅顶，经气被遏，故巅顶疼痛，遇寒加剧，得温痛减；寒客胃腑，水津不化，随气机上逆，则呕吐清稀涎沫；形寒肢冷，舌淡苔白滑，脉沉弦紧为寒邪内盛之象。

3. 辨证要点

本证临床常见有两种表现，一为肝郁化火，横逆犯胃型，以脘胁胀痛，吞酸嘈杂，舌红苔黄为辨证要点；二为

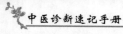

寒邪内犯肝胃型，以巅顶痛，吐涎沫，舌淡苔白滑为辨证要点。

六、肝肾阴虚证

1. 临床表现

头晕目眩，耳鸣健忘，失眠多梦，咽干口燥，腰膝酸软，胁痛，五心烦热，颧红盗汗，男子遗精，女子经少，舌红少苔，脉细数。

2. 证候分析

肝肾阴液相互资生，肝阴充足，则下藏于肾，肾阴旺盛，则上滋肝木，故有"肝肾同源"之说。在病理上，两者往往相互影响，表现为盛则同盛，衰则同衰，形成肝肾阴虚证。

肾阴亏虚，水不涵木，肝阳上亢，则头晕目眩，耳鸣健忘；虚热内扰，心神不安，故失眠多梦；津不上润，则口燥咽干；筋骨失养，故腰膝酸软无力；肝阴不足，肝脉失养，致胁部隐隐作痛；虚热扰动精室，故多见梦遗，肝肾阴伤，冲任空虚而经少；五心烦热，颧红盗汗，舌红少苔，脉细数，为阴虚内热之象。

3. 辨证要点

本证以胁痛，腰膝酸软，耳鸣遗精与阴虚内热的症状共见为辨证要点。

七、脾肾阳虚证

1. 临床表现

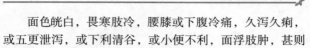

面色㿠白，畏寒肢冷，腰膝或下腹冷痛，久泻久痢，或五更泄泻，或下利清谷，或小便不利，面浮肢肿，甚则腹胀如鼓，舌淡胖，苔白滑，脉沉细。

2. 证候分析

肾为先天之本，脾为后天之本，在生理上脾肾阳气相互资生，相互促进，脾主运化，布精微，化水湿，有赖肾火之温煦；肾主水液，温养脏腑，须靠脾精的供养。若肾阳不足，不能温养脾阳，则脾阳亦不足；若脾阳久虚，日渐损及肾阳，则肾阳亦不足，无论脾阳虚衰或肾阳不足，在一定条件下，均能发展为脾肾阳虚证。

脾阳虚不能运化水谷，气血化生不足，故面色㿠白；阳虚无以温煦，则畏寒肢冷；阳虚内寒，脾肾经脉凝滞，故少腹腰膝冷痛；脾肾阳虚，水谷不得腐熟运化，故泻下不止，下利清谷，五更泄泻；阳虚无以运化水湿，溢于肌肤，则面浮肢肿；停于腹内则腹胀如鼓；水湿内聚，气化不行，则小便不利，舌淡胖，苔白滑，脉沉细属阳虚水寒内蓄之象。

3. 辨证要点

本证以腰膝、下腹冷痛，久泻不止，浮肿等与寒证表现并见为辨证要点。

第10章 六 经 辨 证

六经辨证，始见于《伤寒论》，是东汉医家张仲景在《素问·热论》等篇的基础上，结合伤寒病证的传变特点所创立的一种论治外感病的辨证方法。它以太阳经、阳明经、少阳经、太阴经、少阴经、厥阴经，此六经为辨证纲要，将外感病演变过程中所表现的各种证候，总结、归纳为三阳病（太阳病、阳明病、少阳病），三阴病（太阴病、少阴病、厥阴病）两大类共六种，分别从邪正盛衰、病变部位、性质、病势进退及其相互传变关系等方面阐述外感病各阶段的病变特点。凡是抗病能力强、病势亢盛、正盛邪实，表现为热证、实证的，多为三阳病证；抗病力衰减，病势虚弱，正虚邪未除，表现为寒证、虚证的，为三阴病证。

六经病证，是经络、脏腑病理变化的反映，其中三阳病证以六腑的病变为基础；三阴病证以五脏的病变为基础。可以认为六经病证基本上概括了脏腑和十二经的病变。运用六经辨证，不仅仅局限于外感病的诊治，对内伤杂病的论治，也同样具有指导意义。

第1节　六经病证的分类

一、太阳病证

太阳，是阳气旺盛之经，主一身之表，统摄营卫，为一身之藩篱，包括足太阳膀胱经和手太阳小肠经。太阳病证，是指外感伤寒病初期阶段所表现的证候，或病由内发、由阴转阳、由里出表的证候，其临床症状表现为太阳经脉及其所属脏腑功能失常。由于患者体质和病邪传变的不同，太阳病证分为太阳经证和太阳腑证。太阳经证，是指外邪侵袭、邪在肌表、邪正相争、经气不利、营卫失和而出现的临床证候，可分为太阳中风证和太阳伤寒证。太阳腑证，是指太阳经邪不解，内传入腑所表现出的临床证候，可分为太阳蓄水证和太阳蓄血证。

（一）太阳中风证

1. 临床表现

恶风，发热，头痛，汗出，脉浮缓，或伴见鼻鸣、干呕。

2. 证候分析

太阳主表，统摄营卫。风寒袭表，以风邪为主，腠理疏松，则恶风；卫受病则卫阳浮盛于外，与风邪抗争，故发热；风邪袭表，经气不利，故头痛；风性开泄，卫气不固，营阴不能内守而汗自出；汗出营阴受损，则脉浮缓；风邪壅滞，肺胃宣降失司，则鼻鸣干呕。

3. 辨证要点

本证以恶寒，汗出，脉浮缓为辨证要点。

（二）太阳伤寒证

1. 临床表现

恶寒，发热，头项强痛，身痛，无汗而喘，脉浮紧。

2. 证候分析

寒邪袭表，卫阳被遏，腠理失于温煦，则恶寒，卫阳奋起抗争，浮盛于外，故发热，伤寒临床多为恶寒发热并见；风寒外袭，腠理闭塞，则无汗；太阳经气不利，故出现头项强痛；正气欲向外而寒邪束于表，故见脉浮紧；寒邪束表，肺失宣降，故呼吸喘促。

3. 辨证要点

本证以无汗、头身疼痛，脉浮紧为辨证要点。

（三）太阳蓄水证

1. 临床表现

小便不利，少腹胀满，发热烦渴，渴欲饮水，水入即吐，脉浮或浮数。

2. 证候分析

膀胱主藏津液，化气行水；外邪不解，内舍于太阳膀胱之腑，膀胱气化失司，不能化气行水，则少腹胀满，小便不利；不能布津上承，故见烦渴，渴欲饮水；然而水气上逆，停聚于胃，拒而不纳，故水入即吐。

3. 辨证要点

本证以发热，恶寒，少腹胀满，小便不利并见为辨证要点。

（四）太阳蓄血证

1. 临床表现

少腹急结，硬满疼痛，如狂或发狂，善忘，小便自利，或大便色黑，舌紫或有瘀斑，脉沉涩或沉结。

2. 证候分析

太阳经证失治，入里化热，营血被煎灼，热与血相搏，结于下焦少腹，故见少腹拘急，甚则硬满疼痛；心主血脉而藏神，邪热上扰心神则如狂或发狂；病在血分，未影响膀胱气化功能，故小便自利；瘀血停留胃肠，则大便色黑；郁热阻滞，脉道不畅，故脉沉涩或沉结。

3. 辨证要点

本证以少腹急结，小便自利，如狂，便黑为辨证要点。

二、阳明病证

阳明病证，是指太阳病未愈，病邪逐渐亢盛入里，内传阳明，或病起本经而邪热炽盛，伤津成实所表现出的临床证候，是外感伤寒病的极期阶段，以身热汗出，不恶寒，反恶热为基本特征。病位在肠胃，病性属里、实、热，根据邪热是否与肠中积滞互结，而分为阳明经证和阳明腑证。

（一）阳明经证

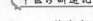

1. 临床表现

身大热，汗大出，口大渴引饮，脉洪大，或喘促气粗，心烦谵语，面红，舌红，苔黄腻。

2. 证候分析

邪入阳明，燥热亢盛，则身大热；邪热熏蒸，迫津外泄，故大汗出；热盛煎熬津液，津液受损，故口渴引饮；热甚阳亢，阳明为气血俱多之经，热迫其经，气血沸腾，故脉现洪大；热扰心神，神志不宁，故出现心烦谵语；面红、舌红、苔黄腻皆阳明热邪偏盛之象。

3. 辨证要点

本证以大热、大汗、大渴、脉洪大之"四大症"为辨证要点。

（二）阳明腑证

1. 临床表现

日晡潮热，手足汗出，脐腹胀满，疼痛拒按，大便秘结，甚者谵语，狂乱，不得眠，舌苔多黄厚干燥，舌边尖起芒刺，甚者焦黑燥裂，脉沉迟而实或滑数。

2. 证候分析

本证较经证为重，往往是阳明经证之热邪进一步传里所致。阳明经气旺于日晡，四肢禀气于阳明，肠腑实热，弥漫于经，故日晡潮热，手中汗出；阳明证大热汗出，或误用发汗使津液外泄，则肠中干燥，热与糟粕互结于肠中，腑气不通，则脐腹胀满疼痛，大便秘结；邪热炽盛上

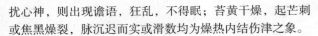

扰心神，则出现谵语，狂乱，不得眠；苔黄干燥，起芒刺或焦黑燥裂，脉沉迟而实或滑数均为燥热内结伤津之象。

3. 辨证要点

本证以日晡潮热，手足汗出，脐腹胀满，大便秘结，苔黄厚燥，脉沉实等"痞、满、燥、实"症状为辨证要点。

三、少阳病证

外感病过程中，外邪已离太阳之表，而又未入阳明之里，邪正分争于半表半里之间，少阳枢机不利所表现出的临床证候，其病变的性质属于半表半里的热证。可由太阳病不解内传，或病邪直犯少阳，或三阴病阳气来复，转入少阳而发病。

1. 临床表现

往来寒热，胸胁苦满，默默不欲饮食，心烦喜呕，口苦，咽干，目眩，苔薄白，脉弦。

2. 证候分析

邪犯少阳，邪正交争于半表半里，故见往来寒热；少阳受病，胆火上炎，灼伤津液，故见口苦，咽干；邪热壅于少阳，经脉阻滞，经气不利，则胸胁苦满；肝胆疏泄不利，热扰胃腑，胃失和降，则见呕吐，默默不欲饮食；胆热扰心，则心中烦扰；肝胆受病，气机郁滞，故见脉弦。

3. 辨证要点

本证以往来寒热、胸胁苦满，心烦口苦呕恶，脉弦为辨证要点。

四、太阴病证

太阴病证之"太阴"主要是指脾（胃），是指寒邪直犯太阴，或脾胃虚衰，寒从内生所表现出的临床证候。太阴病证为三阴病症之轻浅阶段，可由三阳病失治，损伤脾阳，也可因脾气素虚，寒邪直中而起病。

1. 临床表现

腹满而吐，食欲不振，自利，口不渴，时有腹泻腹痛，喜温喜按，舌苔白腻，脉沉缓而弱。

2. 证候分析

脾土虚寒，寒邪直入，脾失健运，寒湿内生，湿滞气机则腹满；寒邪内阻，气血运行不畅，故腹痛阵发；中阳不振，寒湿下注，则腹泻便溏，甚则下利清谷；下焦气化未伤，津液尚能上承，所以太阴病自利，口不渴；寒湿之邪，弥漫太阴，故舌苔白腻，脉沉缓而弱。

3. 辨证要点

本证以腹满时痛，自利，口不渴等脾胃虚寒，寒湿内聚之象为辨证要点。

五、少阴病证

少阴病证，是指少阴心肾阳虚，虚寒内盛所表现出的全身性虚弱的一类临床证候。少阴病证为六经病变发展过程中最危险的阶段，病在心肾，机能衰减，抗病能力减弱，或从阴化寒或从阳化热，因而在临床上有寒化、热化两种不同证候。

（一）少阴寒化证

1. 临床表现

无热恶寒，脉微细甚者脉微欲绝，但欲寐，四肢厥冷，下利清谷，呕不能食，或食入即吐；或见身热，反不恶寒，甚至面赤。

2. 证候分析

心肾水火不济，病邪从水化寒，阳虚失于温煦，故无热恶寒，四肢厥冷；阳气衰微，心神失于温养，故见"但欲寐"之神情倦怠的状态；阳衰寒盛，无力鼓动血液运行，故见脉微细，甚则欲绝；肾阳虚无力温运脾阳以助运化，故下利清谷；若阴寒极盛，将残阳格拒于上，则表现为阳浮于上的身热、面赤的"戴阳"假象。

3. 辨证要点

本证以无热，肢体厥冷，下利清谷，脉微为辨证要点。

（二）少阴热化证

1. 临床表现

心烦不寐，口燥咽干，小便短赤，舌红，脉细数。

2. 证候分析

邪入少阴，从阳化热，热灼真阴，肾阴亏，心火亢，心肾不交，故出现心烦不寐；邪热伤津，津伤而不能上承，故口燥咽干；心火下移小肠，故小便短赤；阴伤热灼，内耗营阴，故舌红而脉细数。

3. 辨证要点

本证以心烦不寐，小便短赤，脉细数为辨证要点。

六、厥阴病证

厥阴病证，为六经病证的较后阶段，是指病至厥阴，机体阴阳调节功能发生紊乱，所表现出的寒热错杂的临床证候。厥阴病的发生，一为直中，系平素厥阴足，风寒直入厥阴；二为传经，少阴病进一步发展传入厥阴；三为转属，少阳病误治，失治，阳气大伤，病转厥阴。

1. 临床表现

消渴，气上冲心，心中疼热，饥不欲食，食则吐蛔。

2. 证候分析

肝气挟邪热上逆于上焦，自觉热气上冲于脘部甚至胸部，时感灼痛；热灼津液，则口渴多饮；阴寒趋下，胃肠虚寒，纳化失职，则饥不欲食；蛔虫喜温而恶寒，肠寒则蛔动，逆行于胃或胆道，则可见吐蛔。

3. 辨证要点

本证以上热下寒，胃热肠寒等寒热错杂症状为辨证要点。

第2节 六经病的传变

经络脏腑是人体不可分割的有机整体，故某一经的病变，很可能影响到另一经，六经之间可以相互传变。六经病证传变的一般规律是由表入里，由经络入脏腑，由阳经入阴经。病邪的轻重、体质强弱以及治疗恰当与否，都是决定传变的主要因素。如患者体质衰弱，或医治不当，虽阳证亦可转入三阴；反之，如护理较好，医治适宜，正气得复，虽阴证亦可转出三阳。

传变是疾病本身发展过程中固有的某些阶段性的表现，也是人体脏腑经络相互关系发生紊乱而依次传递的表现。一般认为："传"是指疾病循着一定的趋向发展；"变"是指病情在某些特殊条件下发生性质的转变。六经病证可分为合病、并病、传经、直中等。

一、合　病

合病，指伤寒病不经传变，而是两经或三经同时发病，出现相应证候。证候无先后次第之分。如太阳病证和阳明经病证同时出现，称"太阳阳明合病"；三阳同病的为"三阳合病"。

二、并　病

凡一经之病，治不彻底，或一经之证未罢，又见他经证候的，称为并病。如少阳病未愈，进一步发展而又涉及阳明，称"少阳阳明并病"。

三、传　经

病邪从外入里逐渐发展，由这一经的证候转变为另一经的证候，称为"传经"。传经与否，取决于体质的强弱、感邪的轻重、治疗得当与否三个方面。如邪盛正衰，

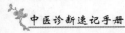

体质虚弱，误汗、误下，均易致病邪内传入里，而正盛邪衰，身体强健，治疗得当，则里邪出表，由三阴传至三阳，为正气渐复，病有向愈的征象。传经的一般规律有：

1. 循经传：就是按六经次序相传。如太阳→少阳→阳明→太阴→厥阴→少阴相传。

2. 越经传：是不按上述循经次序，隔一经或隔两经相传。如太阳病不愈，不传少阳，而传阳明，或不传少阳、阳明而直传太阴。越经传的原因，多由病邪旺盛，正气不足所致。

3. 表里传：即相为表里的经相传。如太阳传入少阴，少阳传入厥阴，阳明传入太阴，是邪盛正虚由实转虚，病情加剧的证候，与越经传含义不同。

四、直　　中

凡病邪初起不从阳经传入，而径直入三阴经，表现出三阴证候的为直中。

第11章　卫气营血辨证

　　卫气营血辨证，是清代医家叶天士首创的一种论治外感温热病的辨证方法。四时温热邪气侵袭人体，会造成卫气营血功能的异常，打破机体的动态平衡，导致温热病的发生。此种辨证方法以伤寒六经辨证为基础，又弥补了六经辨证的不足，从而丰富了外感病辨证学的内容。

第1节　卫气营血证候分类

　　温热病按照卫气营血的方法来辨证，可分为卫分证候、气分证候、营分证候和血分证候四大类，四类证候标志着温热病邪侵袭人体后由表入里的四个层次。卫分主皮毛，是最浅表的一层，也是温热病的初起；气分主肌肉，较皮毛深入一层；营血主里，营主里之浅，血主里之深。

一、卫分证候

　　1. 临床表现

　　发热，微恶风寒，无汗或有少许汗，口微渴，舌尖边红，苔薄白或微黄，脉浮数。常伴有头痛，全身不适，或有咳嗽，咽喉肿痛。

　　2. 证候分析

　　风温之邪犯表，卫气被郁，奋而抗邪，故发热、微恶风寒；温热袭表，卫气被郁，开合失司，故无汗或少汗；

邪在肺卫之表，津伤不重，故口干微渴；温热上扰于清窍，则头痛；温热犯表，肺失宣降，气逆于上则咳嗽；温热袭肺，循经上炎，则咽喉肿痛，舌边尖红；风邪在表，故脉浮，苔薄，兼热邪则脉数。

3. 辨证要点

本证以发热，微恶风寒，咽痛，舌边尖红，脉浮数为辨证要点。

二、气分证候

1. 临床表现

发热，不恶寒反恶热，舌红苔黄，脉数，常伴心烦、口渴、汗出、面赤等。若兼咳喘、胸痛、咯吐黄稠痰者，为热壅于肺；若兼心烦懊恼，坐卧不安者，为热扰胸膈；若兼胸痞、烦渴、下利、谵语者，为热迫大肠；或兼口苦，胁痛，干呕者，为热郁胆经。

2. 证候分析

温病热邪，入于气分，正邪剧争，阳热亢盛，故发热；尿赤、舌红、苔黄、脉数，邪不在表，故不恶寒而反恶热；热甚津伤故口渴；热扰心神故心烦。

热壅于肺，气机不利，故咳喘、胸痛；肺热炼液成痰，故痰多黄稠。

热扰胸膈，郁而不达，心神不宁，故烦闷懊恼，坐卧不宁。

热下大肠，肠热炽盛，热结旁流，则胸痞，烦渴，下利，谵语。

热郁胆经，经气不利，胆气上逆，则见口苦，胁痛；胆气犯胃，胃气上逆，则干呕。

3. 辨证要点

本证以发热，不恶寒反恶热，舌红苔黄，脉数有力为辨证要点。根据兼症不同判断病变所在脏腑。

三、营分证候

1. 临床表现

身热夜甚，口渴不甚，心烦不寐，甚或神昏谵语，斑疹隐现，舌质红绛无苔，脉细数。

2. 证候分析

邪热入营，灼伤营阴，真阴被劫，故身热灼手，入夜尤甚，口干反不甚渴，脉细数；营分有热，热势蒸腾，故舌质红绛；热窜血络，则可见斑疹隐隐；心神被扰，故心烦不寐，神昏谵语。

3. 辨证要点

本证以身热夜甚，心烦神昏，斑疹隐隐，舌绛无苔，脉细数为辨证要点。

四、血分证候

1. 临床表现

在身热夜甚，躁扰不宁的营分证基础上，更见烦热躁扰，昏狂谵妄，斑疹紫或黑，吐衄，便血，尿血，舌质深绛或紫，脉细数；或见颈项强直，角弓反张，牙关紧闭，

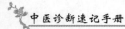

四肢厥冷；或见持续低热，暮热朝凉，五心烦热，神倦耳聋，心烦不寐。

2．证候分析

邪热入于血分，较之于热闭营分更重。血热扰心，故躁扰发狂或神昏谵妄；血分热极，迫血妄行，故见出血诸症，因热炽甚极故斑疹紫黑；血中热炽，故舌质深绛或紫；实热伤阴耗血，故脉见细数。若热邪炽盛，灼津耗液，筋脉失养，则见抽搐、角弓反张等热动肝风之象；若血热内郁，阳气不得外伸，四末失温，则见"热深厥亦深"之四肢厥冷症状。若邪热久羁血分，劫灼肝肾之阴，阴虚则阳热内扰，故低热，或暮热朝凉，五心烦热；阴精耗竭，不能上荣清窍，故口干，舌燥，舌上少津，耳聋失聪；阴精亏损，神失所养，故神倦；精血不足，故脉虚细；阴虚内热，则见脉数。

3．辨证要点

本证以身热夜甚，昏狂谵妄，斑疹紫暗，出血动风，舌深绛，脉细数为辨证要点。

第2节　卫气营血证候的传变规律

在外感温热病过程中，卫气营血的证候传变，有顺传和逆传两种形式。

（1）顺传：外感温热病多起于卫分，渐次传入气分、营分、血分，即由浅入深，由表及里，按照卫→气→营→

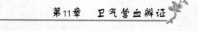

血的次序传变，标志着邪气步步深入，病情逐渐加重。

（2）逆传：即不依上述次序传变，又可分为两种：一为不循经传，如在发病初期不一定出现卫分证候，而直接出现气分、营分或血分证候；二为传变迅速而病情重笃为逆传，如热势弥漫，不但气分、营分有热，而且血分受燔灼出现气营同病，或气血两燔。

因此，在临床辨证时，还应根据疾病的不同情况，具体分析，灵活运用。